Guía de
HUMANIDADES MÉDICAS

José M. Brea

Copyright © 2018 José M. Brea Feijoo

Todos los derechos reservados.

ISBN-13: 9781980545354

A la memoria del doctor Manuel Fuster Siebert, cardiólogo y médico humanista.

El humanismo se manifiesta en la comprensión, la generosidad y la tolerancia que caracteriza en todo tiempo a los hombres impulsores de la civilización.

Gregorio Marañón

La medicina es la más humana de las ciencias y la más científica de las humanidades.

Edmund Pellegrino

Índice

A modo de prólogo: con Marañón en la mente 9
Introducción a las Humanidades Médicas 15
Siglas utilizadas 19

PARTE I. HUMANIDADES MÉDICAS BÁSICAS

Generalidades

1. Sobre la Antropología Médica 23
2. Sobre la Sociología Médica 26
3. El valor de la Bioética Médica 29
4. Sobre la Psicología Médica 32
5. Derecho Sanitario (Medicina y Justicia) 34
6. A través de la Historia de la Medicina 37
7. Retazos de Estética Médica 43

Particularidades

8. Enfermedad y particularidad étnica 47
9. Dilemas éticos en Atención Primaria 50
10. El paciente terminal y la actitud bioética 52
11. Eutanasia como dilema ético 54
12. En torno al aborto y su dilema 57
13. Sobre la «lex artis ad hoc» 59
14. Violencia en los centros sanitarios 61
15. Sobre Mitología y Medicina 65
16. Médicos escritores y viceversa 68
17. Médicos de cine 71
18. Aforismos médicos 74

PARTE II. HUMANIDADES MÉDICAS COMPLEMENTARIAS

Generalidades

    19. Comunicación Médica o Entrevista Clínica 79
    20. Sobre la Economía de la Salud 83
    21. Gestión Sanitaria y Gerencialismo 86
    22. De la teoría a la práctica médica (Educación Médica y Teoría y Método de la Medicina) 90

Particularidades

    23. El curioso efecto placebo 94
    24. Conciencia de muerte y malas noticias en medicina 96
    25. Sobre gasto farmacéutico y uso racional de medicamentos 98
    26. Polimedicación, un problema actual 101
    27. Medicalización de la vida y voces en contra 104
    28. Tríptico formativo en salud 106
    29. Diagnósticos enfrentados e Historia Clínica 109
    30. Sobre la codificación de enfermedades 113
    31. La mejor medicina: ¿de la experiencia o de la evidencia? 115
    32. Las limitaciones de la medicina 118

APÉNDICE 1. SEMBLANZAS DE MÉDICOS HUMANISTAS

    Santiago Ramón y Cajal, símbolo del tesón 123
    Gregorio Marañón, la hondura de lo humano 127
    Roberto Nóvoa Santos, patólogo y pensador 130
    Juan Rof Carballo, padre de la Medicina Psicosomática 132
    Pedro Laín Entralgo, historiador de la medicina 134

APÉNDICE 2. LÉXICO DE HUMANIDADES MÉDICAS 137

A modo de prólogo: con Marañón en la mente

En un comentario a una entrada del blog «Medicina y Melodía» (bitácora digital centrada especialmente en Humanidades Médicas y Música), que un impulso médico-melódico me llevó a iniciar en enero de 2009, un amigo y admirado colega coincidía conmigo en señalar la escasa importancia que se le da a las Humanidades en el plan formativo de los estudiantes de medicina. Su ausencia es notoria. Y es curioso que se nos pida una atención integral, biopsicosocial, sin que se nos haya formado para la misma. Por eso, parece conveniente una enseñanza de la medicina que englobe lo científico y lo humano, en la línea marañoniana que siempre me ha cautivado, tanto en favor de los pacientes como de la propia realización profesional.

La ciencia médica está sustentada en disciplinas básicas como la Anatomía (estudio de la estructura corporal), la Histología (estudio de los tejidos corporales), la Fisiología (estudio de las funciones corporales), la Patología General (estudio de las enfermedades), la Anatomía Patológica (estudio de las alteraciones anatómicas de órganos y tejidos), la Medicina Interna (estudio de problemas de órganos internos no abordados por cirujanos, con sus ramas: Cardiología, Neumología, Digestología, Urología, Nefrología, Neurología, Endocrinología…), la Cirugía (manipulación mecánica de las estructuras anatómicas con un fin curativo o paliativo), la Obstetricia-Ginecología o Tocoginecología (cuidado de la gestación, el parto y el puerperio y tratamiento de las enfermedades del sistema reproductor femenino), la Dermatología (estudio y tratamiento de enfermedades de la piel y anejos cutáneos), la Otorrinolaringología (estudio y tratamiento de enfermedades de oído, nariz, faringe y laringe), la

Oftalmología (estudio y tratamiento de enfermedades de los ojos), la Psiquiatría (estudio y tratamiento de las enfermedades mentales), la Epidemiología (estudio de la frecuencia y la distribución de enfermedades en poblaciones humanas, así como los factores determinantes) o la Farmacología (estudio de las acciones y las propiedades de los fármacos en el organismo), con el apoyo de la Bioquímica, la Biofísica, la Biología, la Microbiología, la Bioestadística y otras ciencias.

Pero olvidan a menudo los profesionales de la medicina que la esencia humanística de su quehacer ha de ir pareja con el conocimiento científico y prevalecer por encima de las sofisticaciones técnicas. Que la comunicación es fundamental, aportando habitualmente más el lenguaje del enfermo que las exploraciones complementarias. Que las cifras, los gráficos o las imágenes son datos fríos que de nada valen fuera del humano contexto. Que la relación cordial es parte de la terapia. Que no deben fomentar la obsesión ni las falsas expectativas en los pacientes. Que, al decir del psiquiatra Thomas Szasz, los médicos han ganado en competencia tanto como han perdido en compasión y de ahí la tragedia de la medicina moderna «científica». Y que han de tener presente su triple cometido: curar, aliviar y consolar. ¡Casi nada!

Estas consideraciones me han llevado a escribir esta «Guía de Humanidades Médicas», o mejor dicho a revisar textos previos, añadir otros nuevos y procurar un ordenamiento adecuado para proporcionar una visión panorámica de una temática tan amplia como inabarcable. No pretende ser un tratado, ni mucho menos, sino simplemente una base orientativa. Con razón dijo Edmund Pellegrino, especialista en bioética, que «la medicina es la más humana de las ciencias y la más científica de las humanidades», de ahí la necesidad de conocimiento humanístico en una disciplina que es a la vez ciencia y arte. Y William Osler, el padre de la medicina moderna, sentenció que «ser buen médico significa poseer conocimientos y 4h: humildad, honestidad, humanidad y humor», lo cual nos conduce hacia el mismo objetivo.

Parafraseando a Osler, y teniendo en cuenta la importancia de la relación médico-paciente, me aventuro a emitir mis «4c» de la buena comunicación médica: claridad, credibilidad, convicción y cordialidad. Claridad en cuanto hacer entendible el mensaje. Credibilidad al hacerlo admisible o verosímil. Convicción al expresarlo con seguridad, sin titubeos. Y cordialidad al transmitirlo con afabilidad o cortesía.

Perdonad esta licencia, que me tomo humilde, honesta y humanamente (además de con humor).

La práctica de una medicina científica –técnicamente rigurosa– y, al mismo tiempo, humana, me trae la imagen de Gregorio Marañón (1887-1960). La integridad moral del insigne médico, científico y humanista, es uno de los mejores ejemplos a seguir. Solía decir que «no hay enfermedades sino enfermos», si bien esta sentencia de genial clarividencia parece haber sido emitida con anterioridad por el eminente fisiólogo Claude Bernard, e incluso ha sido atribuida a Hipócrates. El interés de Marañón por todo lo que rodea al ser humano con espíritu renacentista, su capacidad de llevar a la práctica sus conocimientos y su buena disposición comunicativa lo han convertido en paradigma del galeno completo. Marañón es una de las mentes más brillantes del siglo XX, un espíritu humanístico singular, una referencia indiscutible e inalcanzable. No es fácil en estos tiempos desmemoriados y frívolos continuar por la luminosa senda que dejó abierta este médico completo. Sirva de faro orientador esta figura clave de la Historia de la Medicina y del Humanismo Médico, especialmente a quienes ignoran o desdeñan el pasado y se pierden en las complejidades del presente.

En general, los médicos humanistas, como Osler o Marañón, tienen muy asumido el sentido ético de la humanización de la medicina, entendida como aproximación al paciente. Lo cual no puede hacernos ignorar la realidad de la nueva medicina, y en particular de la llamada *salud digital*, o e-Salud (de la que forman parte la telemedicina y los portales para pacientes). Nada que objetar si se aplica con racionalidad. De modo que sean bienvenidas las tecnologías de información y comunicación, puestas al servicio de los profesionales de la salud y de los pacientes; lo tecnológico no está reñido con lo humanístico.

Digamos para finalizar esta introducción que esta «guía» está dividida en dos partes, comprendiendo la primera artículos –o breves ensayos de diversa estructura– referentes a las «Humanidades Médicas Básicas» y la segunda otros que tratan de las «Complementarias». Una división un tango artificial pero que me parece práctica. En ambas partes se comienza con artículos generales sobre cada materia y se sigue con otros particulares, que considero ilustrativos, aunque su inclusión pueda ser discutible. En estos últimos, además de permitirme algunos juicios de valor (con los cuales los lectores podrán estar o no de acuerdo), se especifican las disciplinas humanísticas en los que se encuadran. Asimismo, hay dos apéndices, uno sobre médicos humanistas hispanos y otro que recoge un léxico sobre las materias médico-humanísticas. Un léxico particular, ajeno y propio, serio e informal. Ajeno, porque uno bebe de otras aguas y porque todo –o casi– ya ha sido dicho o escrito. Propio, porque las ideas prestadas son vertidas a mi manera y porque, supongo, también habré aportado algo personal. Serio, porque un léxico entraña siempre cierta gravedad. E informal, porque en algunas entradas vamos más allá de las definiciones y nos permitimos humorísticas licencias.

Espero que sea de alguna utilidad o que sirva de acicate para profundizar en el humanístico mundo, sobre todo a quienes ven en el ejercicio de la medicina algo más que una actividad científico-técnica. Con ello me daría por satisfecho.

JOSÉ M. BREA FEIJOO
Médico de familia
Autor del blog «Medicina y Melodía»
https://medymel.blogspot.com.es/

Introducción a las Humanidades Médicas

En principio, hemos de entender por **Humanismo Médico** el cultivo que hacen los profesionales de la medicina de alguna de las actividades o disciplinas tradicionalmente consideradas humanísticas (literatura, filosofía, lenguas e historia), o simplificando **Humanidades** (del latín *humanitas*), y/o de otras añadidas que seguidamente enumeraremos, señaladamente como **Humanidades Médicas**[1]. A tales profesionales los calificamos de médicos humanistas. El Humanismo supone alejarse de la despersonalización reinante en nuestro tiempo, pero sigue siendo el eje sobre el que giran los buenos médicos, aquéllos que van más allá del acopio de conocimientos científicos.

Siguiendo el modelo estadounidense, por su particular desarrollo desde la década de 1960, bajo el epígrafe de Humanidades Médicas (Medical Humanities) se engloban las «ciencias socio-médicas», que enumeramos a continuación por orden alfabético.

1. **Antropología Médica***
2. **Bioética Médica***
3. **Comunicación Médica** (Entrevista Clínica)
4. **Derecho Sanitario*** (Medicina y Justicia)
5. **Economía de la Salud & Gestión Sanitaria**
6. **Educación Médica** (Transmisión del conocimiento médico)
7. **Estética Médica*** (Literatura/Arte y Medicina)

---

[1] Aunque no hay una definición universalmente aceptada de las Humanidades Médicas, hemos de entenderlas como las disciplinas humanísticas que de algún modo tienen

8. **Historia de la Medicina***
9. **Psicología Médica***
10. **Sociología de la Salud***
11. **Teoría y Método de la Medicina** (Información, Documentación y Terminología)

Esencialmente, se reconocen las siete disciplinas marcadas con asterisco. Los países anglosajones incluyen también las otras cuatro materias referidas arriba, a modo de cajón de sastre, e incluso el tema **Filosofía y Medicina**.

Siendo incuestionable en el espacio sanitario el campo de la comunicación (entrevista clínica o relación médico-paciente) y el de la transmisión del conocimiento, sorprendentemente ha cobrado auge en los últimos tiempos el campo económico, la Economía de la Salud, y en particular el área de la Farmacoeconomía, alrededor de la cual giran conceptos como el de relación coste-efectividad. Y bien podríamos incluir aquí, por su estrecha vinculación, la Gestión Sanitaria.

Por otra parte, los **médicos humanistas** adoptan una actitud renacentista, preocupados por abarcar otros campos del saber y de las artes, ávidos de alimentarse del mundo del conocimiento, no conformes con el monótono placer de un solo plato, sin llegar al extremo del irrepetible Leonardo. Basten de ejemplo los siguientes nombres reconocidos, tres de ellos hispanos, referidos por orden cronológico:

- **Rudolf Virchow** (1821-1902): patólogo alemán, considerado el

---

aplicación en el campo de la medicina, por ser útiles en la formación de los estudiantes y en el desempeño de los licenciados.

padre de la patología moderna y entregado a la Antropología.

- **William Osler** (1849-1919): médico canadiense, considerado el padre de la medicina moderna y eminente pensador.
- **Karl Aschoff** (1866-1942): patólogo alemán, continuador de la obra de Virchow, que cultivó la Historia de la Medicina.
- **Harvey W. Cushing** (1869-1939): neurocirujano estadounidense y primer biógrafo de Osler.
- **Gregorio Marañón** (1887-1960): médico madrileño, especializado en endocrinología, historiador y ensayista.
- **Juan Rof Carballo** (1905-1994): médico lucense, padre de la Medicina Psicosomática y ensayista científico-filosófico.
- **Pedro Laín Entralgo** (1908-2001): médico turolense, historiador de la medicina y ensayista.

***

REFERENCIAS BIBLIOGRÁFICAS

Medical Humanities (Wikipedia, entrada en inglés: referencia orientadora)

Guardiola E, Baños JE. El papel de las humanidades médicas en la educación de los profesionales de la salud del siglo XXI. Rev Med Cine [Internet] 2017; 13(4):155-157.

Siglas utilizadas

AM: Antropología Médica

BM: Bioética Médica

CM: Comunicación Médica

DS: Derecho Sanitario

EM: Educación Médica

EsM: Estética Médica

ES: Economía de la Salud

GS: Gestión Sanitaria

HM: Historia de la Medicina

PM: Psicología Médica

SM: Sociología Médica

TyM: Teoría y Método de la Medicina

PARTE I
HUMANIDADES MÉDICAS BÁSICAS

Antropología Médica

Sociología de la Salud

Bioética Médica

Psicología Médica

Derecho Sanitario (Medicina y Justicia)

Historia de la Medicina

Estética Médica (Literatura/Arte y Medicina)

1. Sobre la Antropología Médica

Si la **Antropología** (del gr. *ánthropos*, hombre, y *lógos*, tratado) es la ciencia social que estudia al hombre en su integridad, física y moralmente, y dentro de ella hay ramas, como la A. Social y Cultural (Sociocultural), la A. Filosófica, la A. Educativa o la A. Lingüística, es comprensible que exista la **Antropología Médica**.

Podemos definir la Antropología Médica como la **ciencia que estudia la implicación de los fenómenos sociales y culturales en la forma que tiene el hombre de entender la salud y afrontar la enfermedad**. También se han empleado los términos «A. de la medicina», «A. de la salud» y «A. de la enfermedad».

La AM puede considerarse un **subcampo de la A. Sociocultural**. Además, a veces se confunden sus límites con los de la Sociología Médica, que luego veremos en su capítulo específico.

Los especialistas en esta materia son los **antropólogos médicos**, que investigan y teorizan sobre los fenómenos socioculturales que repercuten sobre las interpretaciones de la salud y la enfermedad, partiendo del concepto de «Medical Anthropology», acuñado en 1963.

Ocasionalmente, se realizó un enfoque filosófico que desvirtuaba su esencia. Pero remontándonos en el tiempo, comprobamos que ya Hipócrates teorizó sobre la enfermedad en relación al medio en que el individuo se desenvuelve, y hasta el siglo XIX la Antropología formó parte de la formación médica. Después se descartó con el naciente hospitalocentrismo y la reticencia a todo empirismo.

Diferentes cuestiones competen a la AM. Entre ellas, la **medicina popular** o **tradicional** –*folkmedicine*–. El estudio de las prácticas primitivas, pre-científicas, de los aborígenes de diferentes pueblos del mundo, de curanderos o sanadores, especialmente en el medio rural, es de su incumbencia. Lo que ha permitido comprobar que muchas terapias efectivas, de apariencia mágica o religiosa, se basaban en la aplicación de plantas que contenían alcaloides y otros principios químicos, y de paso establecer los límites culturales de la **etnomedicina**, que supone prácticas médicas populares o de la comunidad sin base científica.

La AM se encarga del estudio de la etnomedicina, que aplicada a la psique se denomina **etnopsiquiatría**. Es pertinente la diferenciación, considerando las diversas interpretaciones que de la locura han hecho distintas etnias[2]. Y existen trastornos que se consideran culturales o étnicos –*ethnic disorders*–, como el mal de ojo, el tarantismo (fenómeno histérico convulsivo) o los estados de trance; algunos son propios de las sociedades modernas, caso de la anorexia nerviosa o del síndrome premenstrual.

La AM también estudia el creciente fenómeno de la **medicalización** en las sociedades modernas, un problema que analizamos en un capítulo específico como «medicalización de la vida».

Es indiscutible el interés de la AM por sus posibilidades de aplicación en medicina, en diferentes ámbitos y en cualquier especialidad, contemplada como complemento necesario de otras Humanidades Médicas o

---

[2] Las culturas y el tiempo con sus mudanzas han establecido diferentes significados para esa forma de comportamiento humano que es la locura. Posesión por espíritus, castigo divino, pérdida parcial del alma, alteración de la materia orgánica... En la Antigüedad era elemento indisoluble del hombre y del universo, siendo el «loco» respetado. En la Edad Media estaba vinculada a la brujería. En todo tiempo fue admirada como fuente creativa o destinada al bien; imperecederas obras literarias lo atestiguan (v.g. «El Quijote», siglo XVII). Continuamente es retomado el viejo diálogo razón-irracionalidad, cordura-locura.

incluso pensando en la mejora organizativa de los sistemas de salud. Por eso es conveniente su conocimiento. Nunca está de más.

***

REFERENCIAS BIBLIOGRÁFICAS

Laín Entralgo P. Antropología médica para clínicos. Alicante: Biblioteca Virtual Miguel de Cervantes, 2014.

2. Sobre la Sociología Médica

Entendiendo el significado de la **Sociología** (rama del conocimiento que hace de las relaciones humanas su objeto), una de las ciencias sociales[3], llevada al campo de la salud, como **Sociología Médica** o **Sociología de la Salud**, no cuesta desentrañar su fundamento y deducir su aplicación. Pero trataremos de aclararlo.

El objeto de estudio de la Sociología es la sociedad, la totalidad histórica concreta de las relaciones interhumanas, grupos y estructuras sociales; contrapuesta a la «unión», agrupación determinada con un fin. De otro modo, la sociedad[4] es el conjunto de personas que conviven y se relacionan dentro de un mismo espacio y ámbito cultural. También puede definirse como un sistema de relaciones sociales; o como una trama articulada de grupos; o como un conjunto de instituciones o «agencias educativas»[5]. Por ende, la Sociología Médica es la **ciencia que estudia la implicación de los grupos sociales en el comportamiento de los individuos respecto a la salud y la enfermedad**. En definitiva, **aplica el conocimiento sociológico al ámbito de la salud**.

---

[3] Las **ciencias sociales** son disciplinas que estudian comportamientos y actividades humanas que no conciernen a las ciencias naturales. Aparte de las englobadas bajo el epígrafe de Humanidades Médicas, se incluyen: Etnografía, Lingüística, Arqueología, Demografía, Ecología humana, Geografía humana, Urbanismo, Administración, Pedagogía, Contabilidad, etc.
[4] La **sociedad humana** posee cinco características: población, especialización, solidaridad, continuidad –en el tiempo– y cultura. Podemos ver la sociedad como una trama articulada de grupos, asociaciones, uniones profesionales, etc., que se distinguen por modos de vida, formación, actividades o ingresos. Si se deshace esta multiplicidad, la sociedad se transforma en masa. Por otro lado, denominamos **socialización** al proceso que transforma al individuo biológico en social, mediante la transmisión y el aprendizaje de la cultura. El individuo adquiere capacitación para ser miembro efectivo de grupos y de la sociedad global, dentro de un orden social que precisa autoridad.
[5] Son **agencias educativas**: la escuela, la familia, los medios de comunicación, las igle-

Los profesionales de la medicina también necesitan aprendizaje en este apartado (aprender para enseñar, que según los sabios es aprender dos veces) y gran capacidad de comprensión de los fenómenos de salud en función de los cambios sociales. Tengamos en cuenta que el centro de salud y el hospital funcionan igual que otras agencias educativas de la sociedad; como la familia, la escuela, el grupo de compañeros, el trabajo, los medios de comunicación de masas o las iglesias. Y no olvidemos que las administraciones sanitarias, estatales o autonómicas, influyen grandemente, por su autoridad, sobre los grupos sociales; sus mensajes condicionan el comportamiento de los individuos a quienes se dirigen.

Partamos de una realidad: **muchos problemas sociales desembocan en cuestiones médicas**; un hecho que no se puede eludir, habiéndose asumido la atención sanitaria integral, el modelo biopsicosocial[6]. Cada vez más, la intervención médica se extiende a lo social, al tiempo que la intervención social –asistencia social– se prolonga hacia lo médico; hay una evidente interdependencia. Y tengamos presente una **dualidad sociomédica**: la confianza ciega en los tratamientos médicos y el desencanto con la práctica médica.

La SM se desenvuelve en una sociedad cambiante, dentro de un mundo cada vez más globalizado, donde en general el médico ha perdido prestigio y se recela de los organismos sanitarios oficiales. La misma Organización de la Salud (OMS) ha perdido credibilidad en los últimos tiempos con algunos mensajes apocalípticos generadores de miedo social.

---

sias, las asociaciones, etc. Interactúan e influyen socialmente en el individuo.
[6] El **modelo biopsicosocial** contempla tres factores en el discurrir del estado de salud-enfermedad: el biológico, el psicológico y el social.

La SM, cuyos límites pueden confundirse con los de la Antropología Médica, como hemos dicho, también debe formar parte del bagaje médico, teniendo en cuenta su alto valor en la formación médica, en la aplicación de los conocimientos científicos (en la práctica clínica) y en la comprensión de las respuestas sociales, asumiendo humildemente las limitaciones del quehacer médico en una sociedad compleja.

***

REFERENCIAS BIBLIOGRÁFICAS

Acurio Páez D. Introducción a la Sociología de la Salud. Cuenca: Univ. de Cuenca, 2014.
https://www.researchgate.net/publication/295431027_Introduccion_a_la_Sociologia_de_la_Salud

3. El valor de la Bioética Médica

Podemos definir la **Bioética** como la **Ética** (del griego *ethikós*, de *éthos*, costumbre, hábito), ciencia o estudio de las costumbres e ideas morales, aplicada al campo de la biología, de la vida. Es una disciplina que trata de encauzar la conducta humana en el ámbito biomédico (**Bioética Médica**) y de cuyos principios (autonomía, beneficencia, no maleficencia y justicia), que más adelante detallaremos, la Atención Primaria de Salud, el primer nivel asistencial del sistema de salud, no puede mantenerse al margen, puesto que afronta la mayoría de problemas sanitarios.

El enfoque bioético se inicia oficialmente en 1970, a partir de que el profesor de oncología de la Universidad de Wisconsin Van Rensselaer Potter (1911-2001) utilizase el neologismo «bioética» (que ya fuera introducido en 1927 por el teólogo, filósofo y educador alemán Fritz Jahr), convencido de que «**la ciencia sin conciencia no conduce sino a la ruina del hombre**». Hoy en día forma parte de las Humanidades Médicas.

El hecho de que la Bioética, planteada específicamente como Bioética Médica, no sea muy tenida en cuenta en los planes de estudios médicos, al igual que el resto de Humanidades Médicas, supone una importante carencia de cara al ejercicio profesional, que vendrá marcado por unos deberes morales que determina la **deontología** (del griego *deontos*, deber, y *logía*, tratado)[7], en este caso médica, concretados en un **código deontológico**[8] que pretende un ideal ético. En estos tiempos en que a los

---

[7] La deontología es una rama de la ética que trata sobre los fundamentos del deber y las normas morales. Ver Apéndice 2. Léxico de Humanidades Médicas.
[8] Entre los **códigos de ética médica** podemos destacar los siguientes:
- Juramento hipocrático
- Constitución de la Organización Mundial de la Salud (1946)

galenos se les plantean tantos **dilemas éticos** es básico tener conocimientos en esta materia.

Para darse cuenta de la importancia de la BM, no hay más que considerar sus **ámbitos de aplicación**: aborto, eutanasia, fertilización in vitro, transfusiones de sangre, trasplantes de órganos, reproducción asistida, manipulación genética, clonación humana, dilemas derivados de la relación médico-paciente, etc. Y necesariamente hay que detenerse en los cuatro **principios de la ética médica**:

1. **Principio de no maleficencia.** *Primum non nocere*: lo primero es no hacer daño; una máxima hipocrática ineludible.

2. **Principio de beneficencia.** Actuación en beneficio del paciente.

3. **Principio de autonomía.** Decisión autónoma del paciente respecto a su salud y a las intervenciones médicas. Expresado en sumo grado en el «consentimiento informado»[9].

4. **Principio de justicia.** Opuesto a la desigualdad, dispone un trato médico en igualdad de condiciones, sin distinción.

- Declaración de Ginebra (texto alternativo al juramento hipocrático, 1948)
- Código Internacional de Ética Médica de la World Medical Association (Asamblea general de la WMA, Ginebra, 1948)
- Declaración de Helsinski (Recomendaciones para la investigación clínica, 1964)
- Declaración de Sydney (Manifiesto sobre la muerte, 1968)
- Declaración de Oslo (Manifiesto sobre el aborto terapéutico, 1970)
- Declaración de Tokyo (Manifiesto de la WMA sobre el proceder médico en casos de tortura y tratamientos o castigos degradantes, inhumanos o crueles (1975)
- Declaración de Hawai (Guía ética para psiquiatras, por la Asamblea General de la World Pyschiatric Association, 1977)

[9] El **consentimiento informado** es el procedimiento médico formal de aplicación del principio de autonomía del paciente. A éste se le hace una propuesta terapéutica para su libre aceptación y si consiente la firma. No es obligado en caso de urgencias vitales.

En resumen, de poco valen los conocimientos médicos si no se aplican de la mejor manera: sin dañar al paciente, actuando en su beneficio, permitiéndole decidir y sin discriminarlo por ningún motivo.

Desde otra perspectiva, son especialmente censurables las prácticas del *charlatanismo*, modos de actuación que no tienen más objetivo que la consecución de un beneficio económico a costa del engaño. Por lo tanto, antiéticas. No puede legitimarse la estafa que supone el **charlatanismo médico**[10], en sus diferentes formas: publicidad extracientífica, placas anunciadoras de tamaño desmesurado, ostentación de instrumental e instalaciones, desdén hacia los compañeros honestos, uso de remedios secretos, institutos de terapias «milagrosas».

Por eso la BM propone que la aptitud médica sea aplicada con una buena actitud; dicho de otro modo, **la ciencia con conciencia**.

***

REFERENCIAS BIBLIOGRÁFICAS

Gracia D. Fundamentos de Bioética. Madrid: Eudema, 1989.

Manual de Ética Médica (Asociación Médica Mundial)
http://www.whcaonline.org/uploads/publications/em_es.pdf

Temas de ética médica (Colombia Digital)
https://encolombia.com/libreria-digital/lmedicina/letica-medica/

---

[10] El doctor Carlos A. Grau, en el ensayo «El charlatanismo en medicina», diferencia entre charlatán sin diploma (curandero) y charlatán con diploma; éste más lamentable.

4. Sobre la Psicología Médica

La **Psicología** (del griego *psyché*, alma, y *logos*, tratado) es etimológicamente la «ciencia del alma», aunque en la actualidad se define como **la ciencia que estudia los fenómenos de la conducta**, fundamentalmente humana, y los procesos mentales relacionados, para determinar sus condiciones y leyes[11]. Es diferente de la **Psiquiatría** (del griego *psyché*, alma, e *iatreia*, curación), rama de la medicina que estudia las enfermedades mentales, tratando de conocer sus causas[12], para curarlas o aliviarlas y si es posible prevenirlas, teniendo por tanto un enfoque etiológico, clínico, diagnóstico, pronóstico, preventivo y terapéutico.

Pero la Psicología tiene un área denominada **Psicología Clínica**, centrada en los factores de la conducta que afectan a la salud mental, y ésta a su vez una subárea llamada **Psicología Médica**, que considera conjuntamente los aspectos psicológicos y los orgánicos –médicos– en el proceso de enfermar. Se sostiene además en otras Humanidades Médicas, especialmente en la Sociología Médica.

De modo que la PM aprovecha el complemento de las ciencias biomédicas y las ciencias sociomédicas, con la finalidad de utilizar el método biopsicosocial, moderno enfoque integral en el ámbito de la salud.

En definitiva, la PM ayudará al profesional de la medicina en su práctica diaria a ver al paciente como un todo, como un ente biopsicosocial, puesto que tiene vida, alma o psique y se relaciona socialmente con otros individuos. Recordemos el viejo aforismo de Claude Bernard: «no hay

---

[11] Hay que tener en cuenta que la Psicología plantea diferentes hipótesis, según las escuelas psicológicas (Psicoanálisis, Conductismo, Humanismo).

[12] Tras un largo devenir aún se desconoce la verdadera etiología de muchos procesos, y

enfermedades, sino enfermos». Cabe decir, aunque parezca perogrullada, que el galeno puede aprovechar su aplicación clínica en la actividad médica, a modo de «**Psicología para médicos**».

***

REFERENCIAS BIBLIOGRÁFICAS

González de Rivera y Revuelta JL. Concepto y definición de la psicología médica. Psiquis 1999; 20(3):87-95.

De la Fuente R. Psicología Médica. 2ª ed. México: FCE, 1992.

---

además se duda al tratar de establecer límites entre lo normal y lo patológico.

5. Derecho Sanitario (Medicina y Justicia)

Con los cambios sociales, y sobre todo con el progresivo aumento de los litigios, se ha hecho más necesario el conocimiento del **Derecho** (del latín *directum*, «lo que está conforme a la regla, a la ley, a la norma»), entendido como conjunto de normas jurídicas que rigen la sociedad o determinados sectores sociales, aplicado específicamente al ámbito de la salud, es decir, como **Derecho Sanitario**.

Por consiguiente, el Derecho Sanitario viene a ser el **conjunto de normas que regulan jurídicamente el ejercicio de la profesión médica**. Entre otras cuestiones, recoge el concepto de «lex artis», que señala la responsabilidad (la analizamos en capítulo aparte), los derechos y deberes de las partes, el intrusismo profesional y el secreto médico.

Indudablemente, existe una estrecha relación entre **Ley y Medicina** (o Medicina y Justicia), independientemente de la actividad especializada de los **médicos forenses**, expertos en **Medicina Legal**[13].

Permitámonos ahora hacer un análisis crítico.

En la práctica de los médicos de Atención Primaria, no es raro que les lleguen desde los juzgados requerimientos y citaciones judiciales[14]. Los motivos suelen ser **juicios de faltas** y, sobre todo, **accidentes de tráfico**.

---

[13] La **Medicina Forense**, también llamada Medicina Legal, Jurisprudencia Médica o Medicina Judicial, es una rama de la medicina que determina la causa de muerte mediante el examen de un cadáver. Estudia los aspectos médicos derivados de la práctica diaria de los tribunales de justicia, donde actúan como peritos. El médico especialista en esta área se denomina médico legista (del latín *legis*, ley) o forense.

[14] **Requerimiento judicial**: acto de un juez o tribunal, dirigido a una de las partes litigantes o a un tercero, para que haga algo o se abstenga de hacerlo. **Citación judicial**: carga procesal que consiste en concurrir a un tribunal para prestar declaración de lo que uno sabe respecto de algunos hechos del proceso; cualquiera puede ser citado como testigo o como inculpado de una falta o delito.

Se le requiere al médico de cabecera que informe sobre un paciente o que remita al juzgado su historia clínica. Otras veces llega una citación para declarar y se ha de comparecer ante el juzgado[15]. Todo ello, en nuestro medio, en una situación de incertidumbre jurídica e incluso de vacío legal –por no decir de chapuza, en la forma de muchos procedimientos–, pues el profesional de la sanidad pública suele carecer de la información precisa.

En los juicios de faltas, extraña en ocasiones que se solicite información sobre un individuo después de muchos meses de haberse enviado al juzgado el correspondiente **parte de lesiones**[16]. Parte emitido muchas veces desde un centro hospitalario privado, donde fue tratado el lesionado, sin que el médico de familia tenga constancia. Podría deducirse, de modo pesimista, que faltan médicos forenses o que el número de casos a juzgar rebasa la capacidad de seguimiento de los mismos.

En los accidentes de tráfico, también nos parece un despropósito que se requiera información del médico de cabecera y no de quienes prestan asistencia –y se benefician de la misma–, entidades privadas que cubren estas contingencias ajenas al sistema público de salud. El médico general o de familia, se limita en estos casos a cargar con la labor burocrática que entraña la baja laboral (los partes de incapacidad temporal), estando a expensas de decisiones clínicas ajenas que justifiquen el mantenimiento de dicha contingencia. Es una crítica a nuestro sistema que no nos podemos callar. En estos casos, y siguiendo con nuestro juicio crítico, el

---

[15] Si el médico no se presenta a declarar ante el juez se le multa (de 200 a 5.000 euros), por aplicación del art. 420 de la Ley de Enjuiciamiento Criminal. En cambio, si el juez no acude a una cita con el médico, no se le aplica ninguna sanción.

juez debería recabar información de quienes asisten al lesionado y no de los médicos de familia. No siendo así, se les lleva a situaciones comprometidas o cuando menos ingratas; y se podría hablar de abuso cuando son llamados al juzgado en calidad de testigos y no como peritos.

Los facultativos tienen unas obligaciones con la Administración de Justicia, desde luego, pero tienen igualmente el derecho a ser informados y formados en las cuestiones médico-legales, especialmente en los procedimientos judiciales a los que se ven más expuestos en cada ámbito sanitario. Falta de regulación en algunos aspectos y sobra inseguridad. Debieran quedar claras algunas nociones, como la obligatoriedad de la prueba pericial, el secreto médico[17] o incluso las contrapartidas.

A pesar de todo, hemos de ser optimistas y confiar en la ley. Y, por supuesto, aprender las nociones elementales del derecho sanitario.

***

REFERENCIAS BIBLIOGRÁFICAS

Gisbert Calabuig JA. Medicina Legal y Toxicología. 4ª ed. Barcelona: Salvat, 1991.

Lazo A. Derecho Médico, Medicina y Justicia. Rev Med Hond 2000; 68:74-76.

---

[16] El **parte de lesiones** es un documento médico-legal, mediante el cual el médico comunica a la autoridad judicial cualquier lesión que pueda ser constitutiva de falta o delito de lesiones.
[17] Ver **secreto médico** en: Apéndice 2. Léxico de Humanidades Médicas.

6. A través de la Historia de la Medicina

No podemos obviar el pasado para entender el presente, y en el caso de la medicina para hallar las claves de los progresos en salud que ha experimentado la humanidad con el paso de los siglos, superando epidemias, hallando la etiología de los procesos patológicos, previniendo enfermedades, acercando la salud a todos los ciudadanos. Como una parte de la **Historia**, la disciplina que estudia el pasado de la humanidad, la **Historia de La Medicina** es la parte que aquí nos atañe. Y la historia está escrita para no olvidar lo que fuimos, en todos los sentidos.

La Historia de la Medicina no es entonces más que **una de las ramas de la Historia, aquella que trata de los conocimientos y prácticas médicas a lo largo del tiempo, así como de sus protagonistas**, desde los orígenes de la medicina hasta nuestros días. O de otro modo, una sucesión cronológica de hitos médicos en la que la mayoría de anónimos mortales no entrará a pesar de sus desvelos.

Dicho lo cual, damos una síntesis orientativa, necesariamente incompleta. Y para hacerla más digerible, la dividimos en dos partes:

I. Desde los inicios hasta el siglo XIX

II. Desde el siglo XIX hasta nuestros días

I. DESDE LOS INICIOS HASTA EL SIGLO XIX

Las culturas primitivas basaban sus prácticas curativas en el empirismo primitivo, en una etnomedicina sin base científica, y en creencias mágico-religiosas; todavía perviven en muchos lugares, con chamanes, curanderos o santeros. Como semilla de la ciencia médica se tiene al filósofo pitagórico **Alcmeón de Crotona** (siglo VI a. C.), por ser el primero en considerar fenómenos naturales como causa de enfermedad. En la oscuridad de los siglos venideros aparecen corrientes sanadoras, incluyendo la de la tradición china y citándose entre sus pioneros a **Hua Tuo** (c. 145-208), cirujano iniciador de técnicas de narcosis y de la sutura.

Pero figura principal de los albores médicos y de la cultura griega clásica es **Hipócrates** (460 a. C.-370 a. C.), llamado el «padre de la medicina», un sabio que vivió en la edad de oro de la civilización helena (siglo de Pericles), que impuso la razón sobre el mito y cuya obra está condensada en el *Corpus Hippocraticum*, unos cincuenta escritos médicos que tratan de anatomía, clínica, cirugía, ginecología, higiene, ética, aforismos, dietética…, a él atribuidos pero quizás escritos por discípulos fieles a los principios del «juramento hipocrático». Como principal representante de la escuela hipocrática se tiene al romano **Galeno** (130-200), cuya obra sintetiza el saber médico de su época; realizó investigaciones anatómicas y fue médico de gladiadores.

La ciencia médica de la Antigüedad greco-romana es seguida de una medicina medieval que mixtura ciencia y misticismo. Hay cierta preeminencia de la medicina árabe que incluye el territorio de Al-Andalus, con médicos como **Averroes** (1126-1198) y **Maimónides** (1135-1204). Pero no se producirá un salto cualitativo decisivo hasta el Renacimiento, donde destaca **Andrés Vesalio** (1514-1564), gran anatomista cuya obra *De humani corporis fabrica* permaneció como referente durante cuatro siglos. Partiendo de sus estudios, el hispano **Miguel Servet** (1511-1553) describió la circulación pulmonar o menor, en su obra *Christianismi restitutio*. De esta época también son **Paracelso** (1493-1541), que prefirió la experimentación a la especulación e introdujo el uso de productos químicos como medicamentos, **Girolamo Fracastoro** (1478-1553), que publicó *De contagione et contagiosis morbis (Sobre el contagio y las enfermedades infecciosas)*, y **Ambroise Paré** (1510-1592), «padre de la cirugía moderna».

En el siglo XVII sobresalen el fisiólogo inglés **William Harvey** (1578-1657), a quien comúnmente se le atribuye el descubrimiento de la circulación sanguínea (la «menor» ya había sido descrita por Servet) y que realizó interesantes estudios sobre embriología, **Giovanni Battista Morgagni** (1682-1771), adelantado de la anatomía patológica, y **Thomas Sydenham** (1624-1689), «el Hipócrates inglés», que se interesó en la semiología (descripción de los síntomas como método diagnóstico) y sentó las bases de la Medicina Clínica (la corea –una discinesia– que lleva su nombre se conoce como «baile de San Vito»). Otros nombres son epónimos anatómicos: **Thomas Willis** describió el polígono vascular cerebral que lleva su nombre; **Johann Georg Wirsung** bautizó al conducto excretor del páncreas; **Thomas Wharton** al conducto de excreción de la glándula salival submandibular; **Nicolás Stenon** al conducto excretor de la glándula parótida; etc. El espíritu de la Ilustración (siglo XVIII) favoreció una Medicina Social como precedente de la salud pública, con el hito de **Edward Jenner** (1749-1823) al descubrir la vacuna antivariólica. Por su parte, **Leopold Auenbrugger** (1722-1809) describió el método diagnóstico por percusión torácica.

La revolución industrial, iniciada en la segunda mitad del siglo XVIII, habría de acarrear un gran crecimiento poblacional de las ciudades, con el consecuente hacinamiento y problemas de insalubridad, malnutrición y transmisión de enfermedades contagiosas. Se presentaban nuevos retos para la medicina.

II. DESDE EL SIGLO XIX HASTA NUESTROS DÍAS

Del siglo XIX, la Historia de la Medicina nos recuerda primeramente a **Claude Bernard** (1813-1878), fisiólogo creador de la Medicina Experimental. Pero una figura médica clave es **Rudolf Virchow** (1821-1902), patólogo que postuló la teoría celular «Omnis cellula e cellula» (toda célula proviene de otra célula) y que se refirió a los organismos vivos como estructuras formadas por células. La teoría microbiana de las enfermedades infecciosas fue demostrada por tres hombres ilustres: **Luis Pasteur** (1822-1895), químico que probó que la fermentación y la putrefacción eran producidas por bacterias y que desarrolló vacunas para prevenir el carbunco, el cólera aviar y la rabia; **Robert Koch** (1843-1910), médico fundador de la bacteriología, que descubrió el bacilo de la tuberculosis y desarrolló los postulados que llevan su nombre aplicados a las enfermedades transmisibles; y **Joseph Lister** (1827-1912), cirujano que aplicó la antisepsia en las intervenciones quirúrgicas. Antes **Ignaz Semmelweis** (1818-1865) ya había recomendado el lavado de manos y ropas de quienes actuaban en quirófano. También merecen lugar destacado: **Gregor Mendel** (1822-1884), que sin ser médico se convierte en el «padre de la genética» al establecer las leyes de la herencia; **Friedrich Miescher** (1844-1895), por el descubrimiento del ADN, en 1869; y **Wilhelm Röntgen** (1845-1923), por el descubrimiento de los Rayos X, en 1895.

A caballo entre los siglos XIX y XX los avances del conocimiento médico son cada vez mayores y la lista de sus protagonistas es interminable; entre ellos está **Santiago Ramón y Cajal** (1852-1934), que estableció la «doctrina de la neurona» como fundamento estructural y funcional del sistema nervioso. Respecto a la esfera psíquica cabe citar primeramente tres grandes nombres: **Emil Kraepelin** (1856-1926), que postuló el origen orgánico de las enfermedades mentales; **Eugen Bleuler** (1857-1940), que realizó aportes fundamentales en psiquiatría clínica, incluyendo los términos de esquizofrenia y autismo; y **Sigmund Freud** (1856-1939), creador del psicoanálisis. Después llegarían **Karl Jaspers** (1883-1969), que introdujo en la psiquiatría la fenomenología y el existencialismo, y **John Broadus Watson** (1878-1958), que aportó el conductismo. Entre otros científicos relevantes que contribuyeron al avance de la ciencia médica tampoco podemos olvidar a **Alexander Fleming** (1881-1955), decisivo por su descubrimiento de la penicilina, en 1929. Pero no son extraños otros nombres, como **Paul Ehrlich** (1854-1915), el «padre de la inmunología», o **Harvey Williams Cushing** (1869-1939), el «padre de la neurocirugía». Sería prolijo tratar de abarcar todos los avances médicos suscitados en este periodo de entre siglos, pero hay que señalar los tres modelos paradigmáticos sobre la etiología de la enfermedad: el anatomoclínico, el fisiopatológico y el etiopatológico, que implican respectivamente una lesión orgánica, un proceso fisiológico alterado y causas externas.

En los últimos tiempos se ha impuesto la Salud Comunitaria y se aspira a una mejora de la salud a nivel universal, a la vez que se expanden los tratamientos farmacológicos y aumenta la demanda de servicios médicos. El último gran logro ha sido conseguir la secuenciación del genoma humano (2003), pero lo vemos como un éxito colectivo. Es de resaltar la disminución en las últimas décadas del número de personalidades de renombre, consecuencia del trabajo en equipo que, en cierto modo, diluye a los individuos. Y a pesar de las grandes mejoras técnicas (de diagnóstico y tratamiento: ecografía, tomografía axial computarizada, resonancia magnética, radioisótopos, láser, genética molecular, etc.), de una cobertura asistencial generalizada y de prestaciones impensables no hace tanto, de un desarrollo de la atención primaria que favorece la accesibilidad de los ciudadanos, se produce una progresiva deshumanización de la medicina, triste reflejo de la masificación.

Quizás haya que volver la vista atrás y retomar los postulados de los grandes médicos humanistas, como los mentados Virchow (escribió obras de carácter antropológico) y Cushing (primer biógrafo de Osler), u otros como **William Osler** (1849-1919), eminente pensador tenido por el «padre de la medicina moderna», **Karl Aschoff** (1866-1942), continuador de la obra de Virchow e historiador de la medicina, **Gregorio Marañón** (1887-1960) o **Pedro Laín Entralgo** (1908-2001), estos últimos ensayistas e historiadores que nos son cercanos. Pero el mundo sigue girando y la historia de la medicina continúa.

***

REFERENCIAS BIBLIOGRÁFICAS

Laín Entralgo P. Historia de la medicina. Barcelona: Elsevier Masson, 1978.

Alfredo Buzzi A & Doisenbant AR. Evolución histórica de la medicina. Buenos Aires: Editorial Médica Panamericana, 2008.

7. Retazos de Estética Médica

Si la **Estética** (del gr. *aisthetikós*, lo concerniente a la sensación o percepción) en general es la ciencia del conocimiento sensible cuyo objeto es determinar la esencia de lo bello, la especificada como **Estética Médica** es aquella enfocada al campo de la medicina, desde la literatura y el arte en todas sus formas de expresión. Las actividades relacionadas con la medicina han sido recogidas a lo largo de la historia por la literatura y por otras bellas artes. Si la relación **Literatura y Medicina** es fecunda, otras relaciones artístico-médicas también han dado sus frutos. La pintura ha plasmado escenas de dolientes, de enseñanzas médicas y de galenos abnegados en el arte de curar, y la escultura ha inmortalizado a los protagonistas, célebres o desconocidos. El cine ha recogido historias de médicos y pacientes e incluso la música ha participado en la relación **Arte y Medicina**. Y esta realidad es estudiada por la Estética Médica.

Veamos a continuación, separadamente, las relaciones fructuosas de la literatura, la pintura y el cine con la medicina.

7.1. LITERATURA Y MEDICINA

La narrativa, la poesía y la dramaturgia no han ignorado los sucesos que se relacionan con la salud. Literatura y Medicina es un frecuente binomio; muchos médicos se han sumergido en el campo literario, sin olvidar hacer referencia en sus escritos a su área formativa.

En las obras literarias se incluyen tanto las de ficción como las de no ficción, que tratan de hechos reales. En el primer caso tenemos novelas, relatos, obras de teatro y poemas. En el segundo memorias, diarios, biografías y ensayos, incluyéndose aquí estudios históricos y artísticos, así como libros de divulgación y textos académicos médicos.

Entre los escritos de ficción, tenemos novelas como *Diario del año de la peste «A Journal of the Plague Year»* (1722), de Daniel Defoe, *La muerte de Iván Ilich* (1886), de León Tolstoi, *El árbol de la ciencia* (1911), de Pío Baroja, *Cuerpos y almas «Corps et âmes»* (1943), de Maxence Van der Meersch, *Sinuhé, el egipcio* (1945), de Mika Waltari, *La peste* (1947), de Albert Camus, *El amor en los tiempos del cólera* (1985), de Gabriel García Márquez, *El médico (The Physician,* 1986), de Noah Gordon, o *La enfermedad de Sachs* (1998), de Martin Winckler; relatos como *El pabellón número 6* (1892), de Anton Chéjov, *Un médico rural* (1917), de Franz Kafka, *Diario de un joven médico* (1920), de Mijaíl Bulgákov, o *El doctor Inverosímil* (1921), de Ramón Gómez de la Serna; obras de teatro como *El médico a palos «Le médecin malgré lui»* 1666), de Molière; y poemas como *Receta segura contra la hipocondría* (1797), de Francisco Gregorio de Salas.

Entre los escritos de no ficción, podemos citar memorias o diarios como *Diarios 1984-1989*, de Sándor Márai, o *De profundis* (2006), de José Cardoso Pires; biografías como *Semmelweiss* (1936), de Louis Ferdinand Céline, o *Despertares* (1974), de Oliver Sacks; y ensayos como *El mundo visto a los ochenta años. Impresiones de un arteriosclerótico* (1934), de Santiago Ramón y Cajal, *El hombre que confundió a su mujer con un sombrero «The Man Who Mistook His Wife for a Hat»* (1985), de Oliver Sacks, o *Sobre la muerte y los moribundos* (1993), de Elisabeth Kübler-Ross. Y aquí lo dejamos para no hacer un catálogo inacabable.

7.2. PINTURA Y MEDICINA

Entre los cuadros pictóricos famosos, cabe recordar: *Lección de ana-*

tomía del doctor Tulp (1632), de Rembrandt, *Autorretrato con el doctor Arrieta* (1820), de Francisco de Goya, *La loca* (c. 1822), de Theodore Gèricault, *Lección clínica en la Salpetriere* (1887), de Pierre André Brouillet, *Dr. Washington Epps, my doctor (1888)*, de Sir Lawrence Alma-Tadema, *The doctor* (1891), de Sir Luke Fildes, *Ciencia y caridad* (1897), de Pablo Picasso, *Triste herencia* (1899), de Joaquín Sorolla, *Le tubage* (1904), de George Chicotot, *Vejez, adolescencia, infancia (Las tres edades)* (1940), de Salvador Dalí, o *Before de shot* (1958), de Norman Rockwell.

Por otra parte, no hay que olvidar las innumerables ilustraciones, anatómicas y clínicas, realizadas por artistas plásticos[18], como las del médico-acuarelista Frank H. Netter, cuya claridad expositiva hace válida la sentencia de que una imagen vale más que mil palabras.

7.3. CINE Y MEDICINA

El séptimo arte ha tratado sobre vidas de médicos y avatares de pacientes que sufrían enfermedades incurables, trastornos psiquiátricos o adicciones destructoras, muchas veces elaborando sus guiones sobre obras literarias. En capítulo aparte nos ocupamos de los «médicos de cine» (y de televisión), y citamos algunos films clásicos en los que se narran, con mayor o menor acierto, historias relacionadas con el arte de curar. Pero vamos a recordar aquí algunos de los títulos más recientes, e interesantes, de la gran pantalla que versan sobre la salud, con indicación de sus directores: *El doctor* (Randa Haines, 1991), *Trainspotting* (Dannny Boyle, 1996), *Bailar en la oscuridad* (Lars von Trier, 2000), *Mi*

---

[18] Las **artes plásticas** son la pintura, la escultura y la arquitectura.

vida sin mí (Isabel Coixet, 2002), *Las invasiones bárbaras* (Denys Arcand, 2003), *21 gramos* (Alejandro González, 2003). Que cada cual escoja su preferida.

***

REFERENCIAS BIBLIOGRÁFICAS

Arís A. Medicina en la pintura. Barcelona: Lunwerg Editores, 2002.

Díaz JP. Medicina y literatura. Rev Med Uruguay 1994; 10(1):5-12.

Loscos J, Baños JE, Loscos F, De la Cámara J. Medicina, Cine y Literatura: una experiencia docente en la Universitat Autónoma de Barcelona. Rev Med Cine 2 2006; 2(4):138-142.

8. Enfermedad y particularidad étnica (AM, SM)

Algunos autores implican la **particularidad del elemento étnico** o etnográfico[19] en la forma de enfermar. Así el doctor Domingo García Sabell, en su ensayo *Novas consideracións encol do enfermo galego* (*Nuevas consideraciones sobre el enfermo gallego,* 1975), habla de una singularidad del enfermar en el hombre rural gallego. Dice que sus paisanos toman tres actitudes ante la enfermedad: «la entregada», en la que el enfermo vive pendiente de su dolencia (característico de individuos aprensivos), que considera poco frecuente en el habitante del campo, más propia de ciudadanos; «la negadora», que identifica como irónica y hasta humorística, consistente en la negación del hecho de estar enfermo, y que para el autor es algo más frecuente; y «la apropiadora», a su parecer la más típica del gallego, actitud en la que uno se hace dueño de su propia miseria, de su propia dolencia, y para ser dueño lo primero que pide es el nombre de la misma («¿Cómo se llama lo que yo tengo?») con el fin de vanagloriarse («Yo tengo una enfermedad que no hay quien la cure»).

Refiriéndose a la depresión, considera causa de su incremento en la población a factores como la dureza de la competición en la vida (sería

---

[19] La **etnografía** es una rama de la antropología social y cultural dedicada al estudio observacional de las costumbres y tradiciones de los pueblos o de las etnias; una **etnia** es una comunidad humana en la que los individuos que la integran tienen afinidades raciales, lingüísticas, religiosas y culturales. En las sociedades primitivas se formaban **clanes** (del celta *clann*), que la etnografía define como grupos de hombres dentro de una tribu que se consideran emparentados por la tradición de un origen común, de un antepasado o de un **animal totémico** (el *tótem*, emblema protector de la tribu o del individuo), con reglas de casamiento exógamas y dirigidos por un jefe. Además, las sociedades tenían –y algunas todavía tienen– un **chamán**, un escogido, mediador con el más allá y dotado de supuestos poderes curativos; a veces el *totemismo* –organización tribal basada en el tótem– mantiene una estrecha relación con el *chamanismo*.

la *competitividad*), la excesiva *tecnificación* en las actividades humanas –que para Sabell deshumanizan–, el afán o anhelo («degoiro») de *consumo* y la *prisa*, la no disposición de tiempo. Se sorprende de que en el campo haya la misma prevalencia de depresión que en la ciudad, cuya explicación encuentra en el abandono, por la despoblación debida a la *emigración*. Considera que la fenomenología es la siguiente: la depresión viene de una frustración, por una situación límite económica (hambre) y social (incomunicación, soledad), que se manifiesta no sólo mediante la tristeza y la negra visión de las cosas, sino también por síntomas somáticos (somatización) como palpitaciones, etc.; y entonces es cuando el enfermo se apropia de la enfermedad («Yo tengo extrasístoles...son mías»), y más que ante una enfermedad nos hallamos ante una «situación».

Aun teniendo Galicia similares enfermedades al resto de comunidades de su entorno, se infiere una peculiar «expresividad» de las dolencias. Toma entonces su importancia la habilidad del curador, empleando una trampa («trapela») psicológica: se admiten las quejas del enfermo como si fueran reales y después se explica por qué son causadas, iniciándose la curación cuando el enfermo lo comienza a entender. Son precisas, según el ensayista, ciertas «condiciones del diálogo psicoterapéutico»: *congruencia* (el médico se despoja de su aspecto técnico, se presenta frente al enfermo como un ser humano que va a escuchar a otro), *consideración positiva incondicionada* (se acepta todo lo que dice el enfermo), *empatía* (sufrir o gozar de modo reflejo, hasta cierto punto, sin llegar a la identificación absoluta con el enfermo) y, necesario en su contexto, *el empleo de un lenguaje común*. En una reflexión final, afirma que si no curamos muchas depresiones de los enfermos del campo gallego es sencillamente porque nadie puede curar una enfermedad si las causas persisten, y éstas (desempleo, aislamiento, soledad, incomprensión, etc.) no son cuestiones exclusivas de la medicina.

Independientemente de la antigüedad del escrito parafraseado, con matices tal vez no extrapolables íntegramente a la realidad rural actual, o de que el autor estuviese embebido de las teorías psicoanalíticas, es indudable que las particularidades diferenciales de cada pueblo, evidentes en aspectos culturales, como la danza, la música y otras manifestaciones artísticas, se ven igualmente reflejadas en la forma de ser o, sin caer en el error de la generalización, en una diferenciada actitud existencial.

***

REFERENCIAS BIBLIOGRÁFICAS

García-Sabell D. Novas consideracións encol do enfermo galego. En: A Galicia rural na encrucillada. Vigo: Galaxia, 1975. p. 13-37.

9. Dilemas éticos en Atención Primaria (BM)

El médico de familia se encuentra a diario con disyuntivas en consulta o **dilemas éticos** que requieren un detenido análisis. Entre los más habituales están los siguientes:

- Demanda de píldora postcoital.
- Solicitud de sedación a paciente terminal en domicilio.
- Negativa a recibir un tratamiento.
- Información a pareja de paciente seropositivo para VIH.
- Petición de certificado médico para paciente que no se conoce.
- Baja laboral a individuo con problemas socio-familiares, sin enfermedad.
- Solicitud de medicación no justificada.
- Transferencia de recetas privadas al sistema público.

Los dilemas éticos en la consulta del médico de familia precisan respuestas diligentes y coherentes, ajustadas a derecho y supeditadas a la deontología, a los deberes que emanan de la ética profesional.

En ocasiones existe una dicotomía entre el **principio de autonomía del paciente** y el **principio de beneficencia** por parte del médico (en el ámbito hospitalario tenemos un ejemplo ilustrativo: testigo de Jehová que no quiere transfundirse sangre). De otro modo, las obligaciones médicas entran en conflicto (ético) con el derecho a la **objeción de conciencia**[20], en concreto la **objeción de conciencia en medicina**. Pero ape-

---

[20] La objeción de conciencia es el rechazo al cumplimiento de determinadas normas jurídicas contrarias a las creencias éticas o religiosas de una persona.

lar a los deberes profesionales no implica juzgar las conciencias individuales.

No siempre existe una solución óptima ante los dilemas éticos. Entonces habrá que elegir la menos mala, valorando las circunstancias y respetando las decisiones individuales, apoyándonos en la propia experiencia y en la de los compañeros más experimentados.

***

FUENTE DE IDEAS

Editorial sobre «conflictos éticos» tratados en Congreso SEMERGEN 2009. Jano 2009 nov. 6; 1751:5.

10. El paciente terminal y la actitud bioética (BM)

Es imposible ponerse en el lugar del enfermo desahuciado, en espera de una muerte inminente de la que puede ser o no ser consciente. El paciente puede tener conciencia de muerte o ignorar lo que le está pasando. En ambos casos, seguro que estará embargado por el temor humano, salvo que haya alcanzado el supremo estado de ataraxia[21]. Pensemos en los pacientes oncológicos, en los que sufren enfermedades neurodegenerativas o en los que padecen otra enfermedad grave en fases muy avanzadas, y acudirán a nuestra mente palabras apremiantes: resignación, esfuerzo, adaptación... Aunque no podamos curar, siempre podremos paliar[22]. Una palabra, una mirada o un gesto pueden contribuir a la consecución de una mínima calidad de vida.

Es fundamental el apoyo al doliente por parte de quienes le rodean, y el médico tiene un importante papel que desempeñar: atender al ser humano sufriente en su integridad[23], no centrándose exclusivamente en combatir síntomas físicos sino proporcionándole también alivio espiritual. Una labor que, por diversas circunstancias, descuidamos u olvidamos, en medio del asfixiante estrés que atenaza a los propios valedores de la salud (supeditados a naderías que roban su tiempo y quiebran su ánimo).

Se ha acuñado la frase «curar a veces, aliviar con frecuencia y conso-

---

[21] **Ataraxia** es un concepto filosófico (de los «estoicos») que significa tranquilidad de ánimo o imperturbabilidad del espíritu por la ausencia de penas y temores, teóricamente conseguida con el alejamiento radical de las pasiones.
[22] La necesidad de asistencia médica a los pacientes considerados terminales ha dado lugar a la especialidad de «**cuidados paliativos**».
[23] Aquí se impone la consideración del paciente como un todo, como un ente biopsicosocial, según propugna la Psicología Médica.

lar siempre». De modo que, si el médico no puede curar, debe intentar aliviar y, en último término, le queda consolar en el sufrimiento, lo que siempre es posible. La ética médica nos impone una **medicina compasiva** en su concepción más plena.

Y una reflexión final de la que nadie escapa. Démonos cuenta de que todo es mudable: ahora sanos y mañana enfermos; y de que todos estamos de paso: hoy aquí y mañana allá. Entonces, endulcemos en lo posible los días amargos de los dolientes; y disfrutemos nosotros mismos cada vez que despunta el sol o sale la luna.

***

REFERENCIAS BIBLIOGRÁFICAS

Arias DA. El Paciente Terminal y La Ética del Morir. SAH 2008; 12(1):19-29.

11. Eutanasia como dilema bioético (BM)

La vida como valor absoluto...

Cuando se plantea, llegado el caso, la posibilidad de soportar un inútil sufrimiento manteniendo una vida meramente vegetativa, se cuestiona la posibilidad de la palabra que encierra una doble significación antagonista, desprecio y compasión, dureza y dulzura, crueldad y misericordia: **eutanasia** (del griego *eu*, bien, y *thanatos*, muerte: buena muerte). Rechazada o aceptada, según se vea o no la vida como valor absoluto. Referida a la muerte dulce y tranquila, a la muerte serena, sin grandes sufrimientos, sería la muerte deseada por todos.

De la muerte dulce a la abreviación de la vida...

Desde que se impuso el espíritu analítico y se comenzó a distinguir diferentes clases de eutanasia, el debate estuvo servido. Con las clasificaciones surgieron confusiones y, desgraciadamente, fuimos víctimas del lenguaje equívoco. Del significado de «dulcificación de la muerte» se pasó al de «abreviación de la vida»[24], y fue éste el que se acabó imponiendo. Prevaleció así la idea de abreviar las vidas de los enfermos desahuciados, sin esperanza alguna de curación, en el manifiesto de los que luchaban por el derecho a morir con dignidad.

Los diferentes tipos de eutanasia...

Dentro de los que la abracen, unos sólo admitirán la eutanasia *lenitiva* (alivio del dolor por diferentes medios, que indirectamente pueden inducir a la muerte), otros también la *pasiva* (dejar de utilizar los medios que prolongan la vida artificialmente) y el resto, seguramente los menos, in-

---

[24] La eutanasia se define como aceleración de la muerte de un enfermo incurable o terminal para evitarle sufrimientos, ya mediante acción u omisión terapéutica.

cluso la *activa* (actuar directamente para acortar la vida provocando la muerte). En el primer caso se hablaría de eutanasia indirecta y en los otros dos de eutanasia directa, estando la pasiva próxima a la *ortotanasia*[25]. En cada planteamiento entran consideraciones éticas, derivadas de la propia singularidad, de la educación y del medio en que uno se desenvuelva, aparte de que es muy diferente decidir sobre nuestra propia vida que sobre otras vidas. Si tuvieseis que suplir la voluntad de un familiar que está en estado de coma y carece, por tanto, de albedrío, ¿sabríais cuál sería la voz de vuestra conciencia? No dudaríais si supieseis dirimir sobre la mejor de las muertes, la muerte más digna.

Pero ¿qué es morir dignamente?

La visión de muerte decorosa difiere según las diferentes posturas. Lo que para unos equivale a privación de una vida indigna, soportada vegetal o dolorosamente, para otros esa privación provocada significa un homicidio. Son las dos posiciones extremas. Pero en serena postura reflexiva, podríamos concluir que no caben aquí verdades absolutas. Uno debiera tener derecho a decidir por su vida, si está en posesión de sus facultades intelectuales, claro; pero ¿los demás tienen derecho a decidir por uno o, mejor, a ejercer de verdugos de nuestro inalienable destino?

El médico no debe poner fin a una vida de manera activa; no está, moral ni socialmente, autorizado para ello. Pero abstenerse de medidas desproporcionadas parece admitirse por la mayoría. Si no a las claras, se vislumbra una tácita manifestación mayoritaria de eutanasia pasiva, amparada en las buenas intenciones, en no prolongar innecesariamente el sufrimiento del enfermo ni el de su humano ámbito. Condicionado por la

---

[25] Término **ortotanasia**: permitir que la muerte ocurra «en su tiempo cierto», «cuando deba de ocurrir».

deontología, se halla **el médico inmerso en el dilema**.

¡Difícil conocer dónde está el límite de lo correcto!

¿Acaso proporcionar unas medidas para mantener la vida y no tomar otras no supone, a fin de cuentas, ayudar a morir? Y qué es más cruel: ¿poner fin a vidas vegetativas, de seres que sufren y desean acabar con sus padecimientos, o perpetuar el sufrimiento en contra del deseo de la familia? Que la religión –o la Iglesia– mediatiza es indudable; no es igual la ética de un católico que la de un mahometano, un budista o un ateo. De la justicia podemos decir otro tanto, dependerá de los códigos de cada comunidad. Entran también en juego la ideología y la deontología. ¡Ay!, no es fácil establecer el límite de lo correcto, ni ayudar al bien morir.

***

REFERENCIAS BIBLIOGRÁFICAS

Eutanasia: el médico, en el centro del dilema (Referencia colegial)
http://www.cgcom.es/noticias/2009/05/09_05_18_eutanasia

Cuestiones jurídicas y bioéticas en torno a la muerte (UMSA: Universidad Mayor de San Andrés, La Paz)
http://muerte.bioetica.org/clas/muerte15.htm

12. En torno al aborto y su dilema (BM)

Uno se nutre de ideas ajenas, para luego elaborar las propias, y muchas llegan a través de los enriquecedores debates médicos que se suscitan en los medios de comunicación tradicionales o en foros virtuales de la Red. Y tras asistir a un debate verdaderamente intenso en torno al aborto, de índole humana, legal, política, técnica, educativa, religiosa y ética, alcanzo varias conclusiones parciales… y ninguna absoluta.

No es fácil posicionarse, y por mi parte sigo teniendo dudas respecto a la mejor **actuación profesional** y a la menos mala **regulación legislativa**, si bien deploro las posturas hipócritas en aras de la gloria celestial o del negocio terreno. Pero ahí está la **ley del aborto**, o las diferentes leyes nacionales, para tratar de ordenar un asunto humano, social, familiar y personal. Convenir o discrepar, dependerá de cada cual.

Entre las cortantes visiones extremas (vida/no vida, ser humano/tejidos celulares, penalización/despenalización, aborto libre/no al aborto) hallamos contemplaciones poliédricas. La ciencia embriológica[26] determina el desarrollo de la vida dependiente (cigoto, embrión, feto), hasta dar paso a la independiente, y el derecho califica cada vida y juzga cada acto sobre la misma. La naturaleza actúa y el poder decide.

Soy partidario de la regulación destinada a dar seguridad jurídica y sanitaria a la mujer que decide abortar; creo además que debe contemplarse el adecuado apoyo psicológico a quien pasa por ese trance. Desearía también que la ley fuese trasparente en relación a la correcta praxis

---

[26] La **embriología** o biología del desarrollo es la rama de la biología que estudia la formación y el desarrollo embrionario (embriogénesis) hasta el nacimiento. Es una disciplina ligada a la histología y la anatomía.

profesional, especialmente en el caso de los menores de edad.

Y aunque me siento enriquecido por las inteligentes y sensatas aportaciones en torno al aborto de otros seres pensantes, sigo sin salir de mi inseguridad, dubitativo en lo grisáceo, entre lo negro y lo blanco, humanamente frágil en mi pensamiento. Pensar es dudar.

***

REFERENCIAS BIBLIOGRÁFICAS

Góngora Lastra CM, Pichardo Urrutia AC. Consideraciones bioéticas sobre el aborto. Acta Med 2011; 9(1):43-44.

13. Sobre la «lex artis ad hoc» (DS)

El médico, en el ejercicio de sus funciones profesionales, no está exento de cometer errores; aunque aplique su arte con la mayor pericia y su ciencia con la mayor prudencia. En caso de actuación responsable, se le podría reclamar o demandar, pero en justicia no se le debiera sancionar o castigar. Por el contrario, sería comprensible que se le juzgase en caso de incumplimiento (denegación de socorro) o de cumplimiento negligente, siempre en base a las exigencias que determina la denominada ***lex artis ad hoc*** (literalmente, «ley del arte para esto»), uno de los conceptos esenciales del Derecho Sanitario.

Pero veamos la definición de *lex artis ad hoc* propuesta por el jurista Luis Martínez-Calcerrada, que parece haber tenido trascendencia:

> *El criterio valorativo de la corrección del concreto acto médico ejecutado por el profesional de la medicina que tiene en cuenta las especiales características de su autor, de la profesión, de la complejidad y trascendencia vital del acto, y en su caso, de la influencia de otros factores endógenos –estado e intervención del enfermo, de sus familiares o de la misma organización sanitaria–, para calificar dicho acto de conforme o no con la técnica normal requerida.*

Es decir, se ha de valorar la actuación profesional en un determinado acto, en función de las características profesionales y de las circunstancias. Es por ello que la decisión de los jueces deberá sustentarse en la complejidad que encierra el concepto.

En definitiva, actuar conforme a la *lex artis* significa hacerlo de modo correcto, conforme a las prácticas médicas aceptadas como adecuadas para tratar a los enfermos en el momento presente –según los actuales conocimientos científicos–, una realidad cambiante con el progreso técnico de la medicina. Lo contrario sería la **malpraxis**, no cumplir adecuadamente, no atenerse a la *lex artis*. Y la malpraxis puede llevar al **error médico**, por impericia, imprudencia o negligencia. Pero el error médico no siempre se produce por una mala práctica; cuando sucede a pesar de una actuación correcta se habla de «error inevitable».

La medicina es una actividad apasionante pero también de riesgo. Por mucho celo que se ponga en el ejercicio médico, es imposible no incurrir en errores (el médico es humano y por lo tanto falible). Y éstos duelen, por muchas satisfacciones que los compensen.

Los errores médicos son inevitables bajo la condición humana, pero inadmisibles desde la óptica profana que no admite fallos. El temor a cometerlos y la creciente «judicialización de la medicina»[27] ha conducido a una práctica profesional defensiva[28], inconveniente desde cualquier punto de vista. El cauce adecuado habrá de hallarse en una relación de confianza y compromiso, propiciada por un medio sereno.

***

REFERENCIAS BIBLIOGRÁFICAS

Valencia Pinzón G. «La lex artis». Revista Médico Legal 2001; 7(3):21-25.

---

[27] Ver **judicialización de la medicina** en: Apéndice 2. Léxico de Humanidades Médicas.
[28] Ver **medicina defensiva** en: Apéndice 2. Léxico de Humanidades Médicas.

14. Violencia en los centros sanitarios (DS, SM)

En su momento recogí la entrada «violencia» en un particular «léxico sanitario de la Atención Primaria» e incluso sentí el impulso de comunicarle a la autoridad sanitaria mi preocupación por un problema emergente: el **progresivo aumento de la violencia dirigida contra los profesionales sanitarios**, partiendo del incumplimiento por un número mayor de individuos de las mínimas normas de corrección en el trato, durante el uso de los servicios que el Sistema Público de Salud les brinda. Transmitía mi malestar en un momento en que se constataba un incremento de los **incidentes críticos**[29] en los cuales la violencia imperaba. Generalmente expresada de modo verbal, con insultos o ataques coléricos de sujetos airados, en pocos casos mediante agresión física, aun en circunstancias de trato exquisito y de cesiones humillantes por parte de los profesionales de la salud. Y reflejaba en el papel otros pensamientos inmutables que a continuación detallo, tras una declaración pertinente: no creo que los centros de salud deban ser considerados ámbitos peligrosos, pero, en general, han dejado de ser lugares pacíficos donde entablar una distendida relación médico-paciente. Los tiempos han cambiado.

Un apunte necesario sobre un brote de violencia.

En los últimos años, ha ido creciendo el número de usuarios arrogantes que, incumpliendo horarios de citación y eludiendo toda norma, exigen ser vistos por motivos triviales por facultativos que no les corresponden, a la hora que ellos estiman, abusando de los servicios y despre-

---

[29] Un **incidente crítico** es todo suceso de la práctica profesional que nos causa perplejidad, sorpresa, molestia o inquietud por su incoherencia o resultados inesperados, y que nos lleva a improvisar una respuesta generalmente rápida.

ciándolos por gratuitos. Algunos no admiten ni la mínima crítica respecto a un libre albedrío que perjudica claramente a terceros, mostrando con su actitud una insolidaridad inaudita; estallan emocionalmente con facilidad y enseguida prorrumpen en insultos y amenazas. Es un fenómeno sociológico digno de estudio y que conviene atajar. La repetición de incidentes cargados de agresividad, de estallidos de ira (¡esa breve locura!) protagonizados por usuarios insatisfechos o desencantados, que no ven cumplidas sus expectativas, y que afectan a la generalidad de los sanitarios, hicieron pensar en determinado momento en un inusitado brote de violencia. Y no hallo más razones que las derivadas del **estrés social**, reflejado en la importante prevalencia de trastornos de ansiedad.

Tratando de alejarnos del pesimismo, nos vence la realidad. Ya no se puede estar tranquilo con la más absoluta sumisión, ni siquiera con la más extrema complacencia, por mucha profesionalidad y buena disposición que se tenga para una relación cordial médico-usuario. Por la mínima, se reclama; se tienen dado reclamaciones por no acceder a informes improcedentes y rechazar la falsedad documental. Se está yendo más allá del conveniente empoderamiento del usuario, entrando en el abuso inconveniente. Finalizada la jornada, muchos médicos marchan para casa con una carga emocional añadida, desmoralizados y con un «trabajo extra», candidatos a profesionales quemados. Estamos ante un grave problema socio-médico que los estudiantes de medicina y enfermería deben saber antes de que los coja desprevenidos.

La presión ejercida sobre los profesionales de la salud puede acarrear consecuencias indeseables para el buen funcionamiento de los centros sanitarios, y por lo tanto para la adecuada atención a los pacientes. De poco valen **protocolos de violencia** sin un apoyo institucional; no dejaríamos de escribir casi a diario, como si de un ataque bidireccional se tratase, alejados de una atención sanitaria digna y de calidad, fuera de un marco de comprensión y respeto mutuo. La Administración sanitaria debe actuar de modo responsable[30], informando a la ciudadanía y disponiendo medidas sancionadoras[31].

No es cuestión de buscar culpables, pues todos hemos contribuido de algún modo a este mal, sino de abordarlo de la mejor manera. Es preciso frenar cualquier escalada de violencia en los centros sanitarios. ¿Cómo? Yo propongo tres estrategias. Primera: difundiendo entre los usuarios las **obligaciones** que les corresponden (para muchos sólo parecen existir derechos). Segunda: mediante una **campaña institucional antiviolencia** divulgadora a través de los medios. Tercera: estableciendo definitivamente una «Unidad de Atención al Usuario» que, además de orientar, sirva para aplacar los ánimos de quienes poseídos por accesos de ansiedad son incapaces de entrar en razón e impiden el desenvolvimiento normal de la asistencia. Si hay otras, sean bienvenidas.

Un tema amargo que cerramos de buen grado, esperanzados en beneficiosas correcciones de comportamientos violentos, intolerables, que no se deben silenciar. Comportamientos minoritarios, desde luego, pero que empañan la mayoría de relaciones cordiales médico-paciente.

Ojalá vengan tiempos saludables, no violentos.

***

---

[30] El **sistema de alarma** en los ordenadores de los centros sanitarios es una medida cicatera (evita contratar guardias de seguridad) y desconcertante: han de ser los compañeros del agredido quienes salgan en su defensa.

[31] La **tipificación como atentado de las agresiones** a profesionales de la enseñanza y de la sanidad, para protegerlos, supone un endurecimiento jurídico que ha de ser aplaudido.

REFERENCIAS BIBLIOGRÁFICAS

Travetto C, Daciuk N, Fernández S, Ortiz P, Mastandueno R, Prats M, et al. Agresiones hacia profesionales en el ámbito de la salud. Rev Panam Salud Publica 2015; 38(4):307-315.

15. Sobre Mitología y Medicina (EsM)

Considerando el origen mitológico de la medicina, y en particular la **mitología griega**, es interesante recordar los nombres relacionados con la ciencia médica y su simbología. Reparemos en cómo el juramento hipocrático, un manifiesto de ética profesional, hace alusión a nombres mitológicos («Juro por Apolo el médico y Esculapio y por Higia y Panacea y por todos los dioses y diosas...») en su exordio a las normas de comportamiento. Y pensemos en el **bastón de Esculapio** (una serpiente enrollada sobre una vara o bastón) como símbolo de la medicina (a menudo confundido con el **caduceo de Hermes** –Mercurio para los romanos–, símbolo del comercio: dos serpientes enrolladas y enfrentadas entre sí a lo largo de una vara con dos alas en la parte superior).

Hecho el mitológico preámbulo, pasamos a referir las figuras de la mitología griega, mayormente divinidades inmortales, que relacionan Mitología y Medicina.

- **Apolo** (hijo de Zeus y Leto). Dios olímpico que podía traer enfermedades y plagas mortales, pero que además tenía el poder de combatirlas y curarlas.
- **Artemisa** (hija de Zeus y Leto, hermana melliza de Apolo). Diosa de la fertilidad y de los partos. Se le dio su nombre a una planta medicinal.
- **Quirón** (hijo de Crono y Filira). Centauro sabio, gran educador en medicina y otras artes, maestro de Asclepio.
- **Asclepio** (Esculapio para los romanos, hijo de Apolo y Corónide, de un dios y una mortal). Dios de la medicina y de la curación.

- **Epione** (esposa de Asclepio; madre de Higea, Panacea, Podalirio y Macaón). Diosa que calma el dolor.
- **Higea** o Higia (hija de Asclepio y Epione). Diosa de la prevención de las enfermedades. De ella procede la palabra «Higiene».
- **Panacea** (hija de Asclepio y Epione). Diosa de la salud, «que todo lo cura».
- **Yaso** (hija de Asclepio y Epione). Diosa menor o semidiosa de la curación. Hermana de Higea y Panacea.
- **Podalirio** (hijo de Asclepio y Epione). Médico de los griegos en la guerra de Troya.
- **Macaón** (hijo de Asclepio y Epione). Médico de los griegos en la guerra de Troya, junto a su hermano Podalirio.
- **Nix** (nacida del Caos). Diosa de la noche. Parte de su descendencia es significativa: Hypnos, Thanatos, Átropos.
- **Hypnos** (Somnus para los romanos, hijo de Nix). Personificación del sueño. De ella proceden los términos «Hipnosis», estado de sueño inducido –y sus derivaciones: «Hipnotismo», «Hipnótico»–, «Hipnograma», gráfico del sueño, e «Hipnagogo», agente inductor del sueño.
- **Thanatos** (hijo de Nix). Dios de la muerte. De este nombre proceden los términos «Tanatología», ciencia de la muerte, y «Tanatorio», local funerario.
- **Morfeo** (hijo de Hipnos). Dios del sueño. De él procede la palabra «Morfina», alcaloide del opio que actúa como narcótico.
- **Fobo** (hijo de Ares y Afrodita). El Pánico. De este nombre procede el término «Fobia», temor irracional. Su hermano Deimo era la personificación del terror.

- **Átropos** (Morta para los romanos). La tercera de las tres Moiras (Parcas para los romanos / hijas de Nix o de Zeus y Temis, según versiones), personificaciones del destino; la que corta el metafórico hilo de la vida y representa la muerte. Las otras dos: Cloto (Nona romana), la hiladora de la hebra de la vida, y Láquesis (Décima romana), la que mide el hilo de la vida con su vara de medir.

***

UNA ELECCIÓN PERSONAL: QUIRÓN, MÉDICO Y MÚSICO

Elegir al centauro **Quirón**, personaje mitológico que representa la sabiduría y la nobleza, es tomar un referente que aglutina las cualidades de un verdadero humanista mortal. En la mitología griega es el más amable y sabio de los centauros, entre cuyos atributos se cuentan las artes de la medicina y de la música. Entre sus discípulos se cita a **Asclepio** (**Esculapio** para los romanos), el dios de la medicina, de quien se dice que desciende **Hipócrates** (c. 460 a.C.-c. 370 a.C.), el padre de la medicina.

Dotado de la inmortalidad, Quirón no era inmune al dolor que tanto inquieta a los humanos. Sufrió por las heridas que él mismo, siendo un sanador, no podía curar, y se vio condenado al dolor eterno. Pero halló reposo en la muerte por la generosidad de **Prometeo**. Su fin fue una transformación: la constelación de **Sagitario**.

Un centauro –mitad hombre y mitad caballo– como representante médico-melódico (además de filósofo, pedagogo y conocedor de las artes de la caza y de la guerra) es algo extraño y fascinante. Quirón es un ejemplo de ser quimérico que simboliza el amor a los hombres, a quienes trata de ayudarles a aliviar su dolor y su sufrimiento, mediante los conocimientos de la medicina y el poder de la música.

REFERENCIAS BIBLIOGRÁFICAS

González JE, Camejo Z. Mitología y Medicina I: Dioses griegos primigenios de la Medicina Occidental. Salus 2014; 18(3):33-40.

16. Médicos escritores y viceversa (EsM)

La medicina es mi esposa legal y la literatura mi amante. Antón Chéjov

Consideramos médico escritor a quien se dedica a la medicina y ejerce como escritor en el tiempo que no la practica. Y escritor médico a quien al acabar la carrera abandona la medicina para ganarse la vida como escritor profesional. Los médicos escritores entrarían en la categoría de «médicos humanistas», si bien debiera ser el ideal de todos los galenos abrazar las humanidades, de cara a un mejor ejercicio profesional y por la insuficiencia de la ciencia médica como único reducto del saber (en palabras de Letamendi[32]: «El médico que sólo sabe medicina, ni medicina sabe»). De los escritores médicos no podríamos decir otro tanto, al no estar supeditados a un estricto horario laboral como aquellos. Y aunque la división entre médicos escritores y escritores médicos sea simplista, podemos darla por válida a efectos prácticos.

Pero en cualquiera de las dos categorías hay artistas de la escritura, pues el hecho de ser médico no impide escribir maravillosamente, por más que se diga de la mala letra de los médicos (un tópico justificable). Dicho lo cual, veamos a continuación una relación significativa de cada

---

[32] El doctor José de Letamendi (Barcelona, 1828 - Madrid, 1897), catedrático de Anatomía en Barcelona y de Patología General en Madrid, desarrolló tan amplia actividad humanística que en su época fue considerado un genio. Actuó como antropólogo, filósofo, pedagogo, pintor y violinista aficionado; escribió varios libros y más de mil artículos –sobre epistemología, filosofía, literatura, economía y música–, e incluso fue autor de composiciones musicales. Entre sus obras científicas destacan *Patología general* (1883-1889) y *Clínica general* (1894). En su cátedra de patología general de Madrid tuvo como alumno al escritor Pío Baroja, a quien suspendió tres veces, al parecer por una relación de tirantez; el hecho de la incompatibilidad del escritor con el médico-filósofo se ve reflejado en su novela *El árbol de la ciencia*. En cambio, fue ensalzado por otros intelectuales ilustres, como Menéndez Pelayo, Galdós, Marañón o Laín Entralgo. La frase citada está recogida en el cap. 18. «Aforismos médicos».

una de las categorías médico-literarias, ambas por orden cronológico.

MÉDICOS ESCRITORES	ESCRITORES MÉDICOS
Hipócrates (c. 460 a. C.-c. 370 a. C.)	François Rabelais (c. 1484-1553)
Paracelso o Theophrastus von Hohenheim (1493-1541)	Mateo Alemán (1547-1614)
	Thomas Browne (1605-1682)
Miguel Servet (1511-1553)	Angelus Silesius (1624-1677)
Andreas Vesalius (1514-1564)	Oliver Goldsmith (1728-1774)
Peter Mark Roget (1779-1869)	Friedrich von Schiller (1759-1805)
Claude Bernard (1813-1878)	Oskar Panizza (1853-1921)
William Osler (1849-1919)	Arthur Conan Doyle (1859-1930)
Santiago Ramón y Cajal (1852-1934)	Antón Chéjov (1860-1904)
Sigmund Freud (1856-1939)	Arthur Schnitzler (1862- 1931)
Axel Munthe (1857-1949)	Pío Baroja (1872-1956)
Albert Schweitzer (1875-1965)	Alfred Döblin (1878-1957)
William Carlos Williams (1883-1963)	Daniel Castelao (1886-1950)
Roberto Nóvoa Santos (1885-1933)	Gottfried Benn (1886-1956)
Gregorio Marañón (1887-1960)	Louis-Ferdinand Céline (1894-1961)
Benjamin McLane Spock (1903-1998)	A. J. Cronin (1896-1981)
Hans Martin Sutermeister (1907-1977)	Carlo Levi (1902-1975)
João Guimarães Rosa (1908-1967)	Miguel Torga (1907-1995)
Oliver Sacks (1933-2015)	Frank G. Slaughter (1908-2001)
	António Lobo Antunes (1942-)

***

APUNTE COMPLEMENTARIO

Del binomio **Literatura y Medicina** ya hemos hablado en el capítulo 7. Retazos de estética médica. Antón Chéjov, maestro ruso del relato corto, no dudaba en sentenciar lo que encabeza este apartado: «La medicina es mi esposa legal y la literatura mi amante». Era un escritor que se había formado como médico. A diferencia de Chéjov, Arthur Conan Doyle, escritor británico (creador del famoso detective Sherlock Holmes), no trató de mantener a dos mujeres a la vez: tras diez años infructuosos dedicados a la medicina, abandonó ésta para dedicarse a la literatura. Podríamos decir de él que dejó de ser médico para poder ser escritor, aunque no pudiese retirar de su cabeza aquello que había marcado la primera parte de su existencia. En otros no está clara la línea divisoria que los pueda definir como médicos escritores o escritores médicos. Y algunos, como Thomas Browne o Albert Schweitzer, fueron más allá: se adentraron en diversos campos del conocimiento y pueden considerarse verdaderos polímatas.

REFERENCIAS BIBLIOGRÁFICAS

Navarro FA. Médicos escritores y escritores médicos. Ars Medica. Revista de Humanidades 2004; 1:31-44.

17. Médicos de cine (EsM)

Reconozco la grata impresión que me dejó en su momento la serie de televisión norteamericana *Marcus Welby*, despertando incluso mi temprano interés por la profesión médica. Narraba la vida diaria de un médico veterano de la antigua escuela, próximo a sus pacientes, que sufre un infarto de miocardio y se ve obligado a aceptar la colaboración de un médico mucho más joven y con ideas renovadas, más técnicas, pero menos humanitarias. Entonces acaba añorando los días pretéritos, cuando se acercaba a casa de sus pacientes, para quienes el doctor Welby era mucho más que un médico. Esta es la primera serie televisiva sobre médicos generales o de familia, que permanece en mi memoria.

Pero antes y después **se han llevado a la pantalla grande las vidas y andanzas de médicos y cirujanos**, de práctica general y especializada, rurales y urbanos, hospitalarios y extrahospitalarios, investigadores y clínicos, reales y ficticios, en la paz civil y en el campo de batalla. Baste recordar *La ciudadela* (1938), *Sinuhé el egipcio* (1954), *Doctor Zhivago* (1965), *The Doctor* (1991) o *Las confesiones del doctor Sachs* (1999), ésta basada en la novela *La enfermedad de Sachs*, y el resto de las películas inspiradas en novelas homónimas, de autores ya citados[33], salvo la primera. *La ciudadela* está basada en la novela del mismo título (1937) del novelista y médico A. J. Cronin.

Si nos centramos en nuestro tiempo presente, comprobamos la existencia de **series de televisión originales que giran en torno a la medi-**

---

[33] Los autores de estas obras literarias inspiradoras de estas películas fueron referidos en el cap. 7. «Retazos de Estética Médica».

cina y los médicos, mayormente del ámbito anglosajón, que han impulsado remedos en otros países, Hispania incluida. Esta realidad suscita lo siguientes comentarios sobre series médicas hispanas y sus referentes norteamericanos. De nuevo vuelve a repetirse una carencia –o un complejo– que parece impedir la originalidad patria, dando paso al remedo con impronta propia que generalmente empeora el producto. Sucedió con *Farmacia de guardia* a imitación, bastante burda a nuestro entender, de otro título ajeno a la sanidad: *Juzgado de guardia*. Claro que habrá quien discrepe y le otorgue a aquella los máximos elogios.

Así, la serie hispana *Doctor Mateo* es considerada una adaptación de la británica *Doc Martin*. Y aprovecho aquí un comentario ajeno: la premisa es la misma, un superespecialista de prestigio en la gran ciudad que –por llegar a tener «pánico» a la sangre– acaba en un pueblo costero, en el que veraneaba de niño; allí espera tener menos presión y, a pesar de su agrio carácter, llega a desarrollar su lado más humano. En la estadounidense *Everwood*, también se parte de un gran cirujano de la Costa Este que se traslada al Oeste, pero en este caso a un pueblo que ya tiene un médico general, aunque muy quemado; su protagonista, el Dr. Andy Brown, tras el fallecimiento accidental de su esposa –de lo cual se siente culpable– se marcha a un pueblo de Colorado que lleva el nombre de la serie. No está mal. Por otra parte, en el caso de la celebrada *Doctor en Alaska* (*Northern Exposure*) el punto de partida es opuesto (también me aprovecho de lo ajeno) y más creíble: un médico joven, el Dr. Joel Fleischman, quiere ser un especialista en una ciudad de prestigio, pero se ve obligado a trabajar en un medio agreste como contrapartida a la beca de estudios que se le concedió. Su experiencia puede verse como una buena forma de formación y de conocimiento del primer nivel asistencial, fundamental y necesario. Poco cabe decir de la hispana *Médico de Familia*, serie con aire de modernidad que trata de las actividades profesionales y vitales de un joven médico, supuestamente de familia, poco creíble, distanciada de la realidad, con guiones realmente endebles. Si bien podríamos considerarla original, por la imposibilidad de toda comparación exterior, dada las peculiaridades de la Atención Primaria hispana, no creará escuela y, por ello, no habrá de ser imitada fuera de nuestras fronteras. Quienes ejercen en un centro de salud no habrán podido verse reflejados en semejante bodrio televisivo.

Pero pensemos en positivo. Seguirán haciéndose buenas películas de cine y series de TV sobre médicos y pacientes. No sé si sobre médicos de cabecera, que quizás hayan perdido atractivo, transformada su realidad y alejados del aura de romanticismo de antaño. Ahí está la exitosa serie *House*, sobre el mundo de la medicina hospitalaria, con su singular protagonista, inteligente y provocador, capacitado y rudo, reflexivo y burlón, heterodoxo y genial: el doctor Gregory House. Un personaje de ficción a quien algunos colegas admiran, aun sin atreverse a imitar, y otros repudian por su displicente actitud en la relación con los pacientes; admirable como galeno total y despreciable como ser humano.

Lo que sí tengo por seguro es que el dolor humano nunca será erradicado y que el alivio de la ciencia médica, por mediación de los agentes activos de salud, será tenido en valor y servirá de inspiración a los guionistas y de motivación a los directores cinematográficos. El ámbito de la medicina atrae a los cineastas porque la salud es lo que más importa.

***

REFERENCIAS BLOGUERAS
MEDYCINE (blog sobre médicos y cine)
http://medicinaycine.blogspot.com.es/

18. Aforismos médicos (EsM)

Me cuento entre los que gustan de las **paremias**. Es decir, **proverbios** y **refranes**, enunciados breves sentenciosos e ingeniosos. En Hispania, los proverbios latinos cultos fueron suplantados por los refranes castellanos, de los que hay para dar y tomar. Son dichos populares, agudos y con fines educativos, que forman parte de un patrimonio cultural anónimo del que Cervantes supo sacar partido en su gran obra *Don Quijote*. En las paremias también se incluyen **aforismos**, **adagios**, **apotegmas**, **citas**, **máximas** y **sentencias**, por lo general de autoría conocida; no dejan de ser proverbios con matices. El estudio de las paremias le corresponde a la **paremiología**.

El término *aforismo* fue utilizado por primera vez por Hipócrates como una serie de proposiciones relativas a los síntomas y al diagnóstico de las enfermedades. Después se extendió a otros ámbitos. Por eso es válido hablar de aforismos para referirnos a todas las paremias (proverbios y refranes especialmente) relativas a la medicina; o, si se prefiere, de **aforismos médicos**, aunque sea redundancia.

Veamos una docena de sentencias verdaderamente ejemplares:

- *Primum non nocere: lo primero es no hacer daño.* Hipócrates
- *La salud es la justa medida entre el calor y el frío.* Aristóteles
- *El médico que más vale es el que cura con menos rigor.* Lope de Vega
- *Muchas veces empeoran los males con los remedios.* Baltasar Gracián
- *La medicina sólo puede curar las enfermedades durables.* Proverbio chino
- *Los mejores médicos del mundo son los doctores Dieta, Reposo y Alegría.* Jonathan Swift
- *El miedo, en todas sus formas imaginables, es un factor fundamental que mina*

la salud del hombre moderno. Konrad Lorenz
- *Más vida puede escapar del hombre a través de sus pensamientos que por una herida abierta.* Thomas Hardy
- *Si no podemos dar días a la vida, demos vida a los días.* Claude Bernard
- *La medicina es la ciencia de la incertidumbre y el arte de la probabilidad.* William Osler
- *El médico que sólo sabe medicina, ni medicina sabe.* José de Letamendi
- *La medicina es la más humana de las ciencias y la más científica de las humanidades.* Edmund Pellegrino

Y aún podríamos añadir un decimotercer aforismo que nos ha llamado mucho la atención, pues recoge en tres principios la esencia del profesional de la medicina:

- *La primera obligación del médico es la ciencia; la primera condición, la conciencia; la primera necesidad, la paciencia.* Florencio Escardó

***

MÁS AFORISMOS MÉDICOS

Para quienes gusten de estas sentencias breves, en el blog «Medicina y Melodía» se hayan recogidas, además de las referidas, otras muchas interesantes bajo la etiqueta «aforismos médicos».
https://medymel.blogspot.com.es/search/label/aforismos%20m%C3%A9dicos%20serie

PARTE II
HUMANIDADES MÉDICAS COMPLEMENTARIAS

Comunicación Médica (Entrevista Clínica)
Economía de la Salud (y Gestión Sanitaria)
Educación Médica (Transmisión del conocimiento médico)
Teoría y Método de la Medicina (Información, Documentación y Terminología)

19. Comunicación Médica o Entrevista Clínica

Los médicos, y en especial los de Atención Primaria, debemos estar preparados para relacionarnos con multitud de usuarios, enfermos o no, con problemas diversos. Indudablemente, de la buena relación (**comunicación**) dependerá en buena parte el éxito del tratamiento, porque no sólo cura el remedio que se prescriba sino también la palabra, lo que se le diga al enfermo y, sobre todo, cómo se le diga, «el buen decir». Algo fácil de aconsejar y no tanto de asumir. Primeramente, hemos de asimilar el proceso de la comunicación, a fin de transmitir la información de modo adecuado. En nuestro caso, implica una relación interpersonal que establecemos con el paciente. Lo deseable es que emisor y receptor transmitan y reciban sus mensajes mediante un adecuado canal de comunicación y en una situación propicia.

En el ámbito sanitario, comunicación significa **Entrevista Clínica**, en la cual sólo si el mensaje sale de manera conveniente alcanzará talmente a su interlocutor. En la práctica a través de un canal sonoro (y a veces también visual[34]: mirada, expresión facial, gestos, modales), mediante un lenguaje inteligible y en un contexto agradable. Para que sea realmente efectiva, hemos de tener presente la significación de algunos términos acuñados por los estudiosos de la comunicación, especialmente: la escucha activa, la asistencia centrada en el paciente, la transferencia, la alianza terapéutica y el modelo biopsicosocial. Aprender determinadas técnicas favorecerá el propósito de buena relación.

En cualquier caso, hay una decena de factores que determinan de al-

---

[34] Se reconocen dos formas de comunicación: verbal (oral y escrita) y no verbal (sonidos, gestos, movimientos corporales, etc.).

guna manera la entrevista clínica; son los **condicionantes de la relación médico-paciente**. De partida, tres esenciales: 1) el profesional, 2) el paciente y 3) el ambiente o medio.

Del primer condicionante ya se derivan ciertas **actitudes en la entrevista clínica** que conviene adoptar para favorecer la comunicación y, de paso, evitar inconveniencias (carga emocional negativa, desconfianza, reclamaciones, etc.). Forman parte de la «adecuada conducta profesional». Primeramente, debemos ser los médicos quienes impulsemos la buena relación, en pro de la colaboración y la eficacia terapéutica.

Desde luego, hay que tener presentes las actitudes adecuadas y las **cualidades del profesional**, entendidas como destrezas o habilidades del buen comunicador o entrevistador: calidez (cordialidad, proximidad afectiva), respeto, empatía (identificación afectiva), concreción (aprovechamiento del tiempo), asertividad (seguridad), autenticidad (sinceridad) y contención emocional.

Hemos de impedir que la entrevista se malogre por nuestra causa, por las **«barreras» del médico**, de personalidad y emocionales[35].

Y admitiendo humildemente que los peores colaboradores somos nosotros mismos cuando nos vemos en el desconcertante papel de enfermos, tengamos en cuenta estas recomendaciones:

---

[35] La Balint Society –sociedad médica norteamericana fundada en 1969– promovió, a través de los llamados «**Grupos Balint**», el empleo de la emoción y el entendimiento como terapia, siguiendo las directrices del psicoanalista húngaro Michael Balint (1896-1970) sobre la relación médico-paciente, que se concretaron en 1950 al crear una escuela para el aprendizaje de esta habilidad. Con su relato *El médico, su paciente y la enfermedad*, Balint incide en la labor del médico como psicoterapeuta y lo invita a empatizar con el paciente, favoreciendo la escucha, adentrándose en el controvertido fenómeno de la contratransferencia y evitando desdeñar sus dolencias subjetivas. Por otra parte, analiza los diferentes modos de entrevista clínica de los médicos.

1. **Utilizar sabiamente la «Autoridad de Esculapio»**, ese poder especial que el paciente nos otorga, evitando la relación autoritaria.
2. **Considerar nuestro «poder terapéutico»**, empleándolo con amabilidad, pero a la vez con firmeza, evitando la turbación y la desmesurada complacencia.[36]
3. **Emplear un lenguaje comprensible**, con explicaciones claras y detalladas, huyendo en lo posible de la «jerga médica».
4. **Elevar la autoestima**, orgulloso el médico de familia de su loable labor integral e integradora, pues es quien coordina e impide la fragmentación asistencial.
5. **Actuar como consejeros**[37], ayudando al paciente a modificar su actitud pasiva frente a una enfermedad o a prevenirla, sin intimidar ni discutir.
6. **Reconocer los errores**, inevitables, procurando atenuar el temor a acciones legales (las habilidades comunicativas pueden evitarlas).
7. **Procurar una buena dosis de humor**, para levantar el ánimo, recordando en todo momento que es mejor morderse la lengua que soltarla en un arrebato.

Por otro lado, existen **«barreras» del paciente**: problemas físicos (sordera, disfasia, ceguera), psíquicos o de comportamiento. Los pacien-

---

[36] La actitud del médico como psicoterapeuta puede tener un beneficioso «**efecto placebo**», entendido como capacidad lenitiva o curativa por sugestión. Por el contrario, cuando la comunicación es inadecuada, puede tener un perjudicial «**efecto nocebo**», empeorando o causando una enfermedad. Ver cap. 23. «El curioso efecto placebo».

tes «difíciles», singulares o problemáticos, precisan un manejo especial que requiere cierto entrenamiento.

Finalmente, por mucho que el médico y el paciente pongan de su parte, si el lugar de la entrevista no es el adecuado, se interpondrá alguna de las **«barreras» del medio** (inadecuación de espacio, iluminación, insonorización, etc.) desvirtuando quizás el resultado diagnóstico y/o terapéutico. Por eso, frente a obstáculos o impedimentos, son deseables unas óptimas circunstancias: consulta y sala de espera dignas, tiempo de espera no excesivo y evitación de molestias e interrupciones en lo posible.

***

REFERENCIAS BIBLIOGRÁFICAS

Este texto es una parte, algo modificada, de un artículo publicado en la revista médica Cadernos de Atención Primaria, editada por la «Asociación Galega de Medicina Familiar e Comunitaria» (Agamfec):

Brea Feijoo JM. Decálogo para una buena relación médico-paciente. Cad Aten Primaria 2007; 14(4):240-244.

---

[37] Entre las actitudes no deseables en la comunicación médica están la paternalista, la dogmática y la tremendista.

20. Sobre la Economía de la Salud

Entendiendo la **Economía** (del griego *oikos*, casa, y *nemo*, administrar: «administración de la casa»), podemos definir la **Economía de la Salud** como la **rama de la economía aplicada a los procesos de salud-enfermedad**, como la ciencia social que estudia los procedimientos productivos y de intercambio, y que analiza el consumo de bienes (productos) y servicios. Es la definición más sucinta y clara que he encontrado. De otro modo, es la ciencia económica que tiene por objeto el uso óptimo de los recursos para la atención de la enfermedad y la promoción de la salud. Su cometido es estimar la eficiencia de los servicios de salud y sugerir formas de mejorar su organización. Su importancia, por lo tanto, está fuera de toda duda.

La Economía de la Salud, que englobamos en las Humanidades Médicas, **aplica la teoría económica a los fenómenos y problemas asociados con la salud.** Describe los estados de salud y enfermedad en el marco económico, usando las herramientas propias de la economía, y teniendo en cuenta las consecuencias económicas que se pueden derivar. Hemos de significar que no sólo las enfermedades tienen un coste, sino también las medidas empleadas para la promoción y prevención de la salud. Y como con la economía en general, se hace diferenciación entre **macroeconomía** y **microeconomía de la salud**. Mediante la ES se puede **estimar la eficiencia organizativa de los servicios de salud y sugerir mejoras**. Esta ciencia humanística complementaria maneja conceptos económicos, como *productividad* o *coste-efectividad*[38], y analiza diferen-

---

[38] El concepto de ***productividad*** (correlación entre el gasto de trabajo –insumos– y la cantidad de bienes materiales producidos –resultados) aplicado a la salud es peliagudo,

tes situaciones, como la demanda asistencial, los seguros, la financiación, la remuneración del personal o la equidad, dentro de planteamientos particulares y del sistema de salud (gestión económica de hospitales privados y de centros sanitarios públicos), sin excluir análisis comparativos de los diferentes sistemas.

Un importante apartado de la economía de la salud es la **farmacoeconomía**. La economía aplicada al consumo de fármacos tiene una indudable relevancia. Dicho consumo deriva de la prescripción médica y conlleva el lógico gasto farmacéutico. Una preocupación en los últimos tiempos, al menos en apariencia, para políticos y gestores de la sanidad, que ha llevado a varios recortes en la financiación de medicamentos, a través de tres planteamientos clave: 1) ¿qué enfermedades se tratan?, 2) ¿cómo se tratan?, y 3) ¿cuál es la mejor forma de tratamiento?

Pero en economía de la salud, **los resultados económicos no pueden desligarse de los clínicos y humanísticos**. Es comprensible el objetivo de tratamiento al menor coste posible (efectividad), limitando el número de intervenciones (pruebas diagnósticas y aplicaciones terapéuticas) y el consumo de recursos materiales, estableciendo prioridades. Sin embargo, ha de procurarse también el mejor resultado (eficacia). La consecución de eficiencia y eficacia sería entonces el ideal.

Finalmente, los resultados humanísticos obligan a diferenciar cada

---

pues buscar la optimización de los recursos en un centro sanitario implica medidas que pueden colisionar con la bioética médica y el derecho a la salud. Por otra parte, el análisis económico de *coste-efectividad* compara los costes relativos con los resultados o efectos. Es un valor relativo que se expresa como el cociente que se obtiene al dividir el coste neto de la intervención por su beneficio neto o efectividad. Se dice que las intervenciones son coste-efectivas (eficientes) si tienen un menor coste por cada unidad de beneficio que producen. Por el contrario, no son eficientes las mismas intervenciones con costes elevados.

paciente («no hay enfermedades, sino enfermos»), considerando su esfera psíquica y tomando en consideración la calidad de vida obtenida con intervenciones y tratamientos, procurando no provocar más daño que beneficio (prevención cuaternaria: «primum non nocere»).

***

REFERENCIAS BIBLIOGRÁFICAS

Rodríguez-Ledesma MA, Vidal-Rodríguez C. Conceptos básicos de economía de la salud para el médico general. Rev Med Inst Mex Seguro Soc 2007; 45(5):523-532.

21. Gestión Sanitaria y Gerencialismo

Hemos de considerar primeramente el concepto de **Gestión Sanitaria**[39] y las funciones relacionadas de organización y planificación. Como la gestión en general, la sanitaria entraña la función de dirección del personal y las actuaciones para lograr un resultado u objetivo. Significa tramitar, diligenciar, dirigir y administrar en el ámbito de la sanidad. Se realiza a tres niveles: **macrogestión** (política sanitaria), **mesogestión** (centros sanitarios) y **microgestión** o gestión clínica (profesionales de la salud o clínicos). Los tres niveles de gestión están relacionados: la macrogestión condiciona la micro, por la regulación de la oferta o el mercado, y la meso, según las decisiones de comprar, presupuestar o financiar; la mesogestión condiciona la macro a través de consorcios, corporaciones profesionales, y asociaciones de pacientes; la microgestión condiciona la macro por la cantidad de recursos que asigna.

Entre las funciones gestoras están: la organización, la planificación, la regulación (p.ej. **cartera de servicios** o catálogo de prestaciones), los sistemas de información sanitaria y el diseño de contratos que lleva a la firma con proveedores (p.ej. **contratos programa** y conciertos)[40].

---

[39] Los teóricos de la gestión hablan de dos tipos de gestión sanitaria pública: 1) **gestión directa**, realizada por la Administración pública, y 2) **gestión indirecta**, realizada por el sector privado. En el primer caso se entendería que la financiación y la provisión de servicios son enteramente públicos. En el segundo la financiación sería pública y la provisión privada, a través de contratos (contratación), en las diferentes modalidades de **convenio, concierto** y **concesión**. Se ha teorizado mucho sobre fórmulas de gestión sanitaria y sus diferentes grados de eficiencia, y en Hispania se han aplicado de manera diferente en cada territorio. Hay ejemplos de convenios puntuales con entidades de aseguramiento privado y mutuas laborales, y de conciertos con hospitales privados.

[40] El nuevo concepto de «**externalización**» de los servicios parece entenderse como una forma de contratación externa, es decir de gestión indirecta o privada, en forma de concesión. Y se ha suscitado un debate sobre su aparente significado de **privatización**

La **Organización Sanitaria** es la disposición que pretende poner orden en el entramado sanitario, proveyendo los necesarios recursos materiales y coordinando los indispensables recursos humanos. Hay que diferenciar una organización interna, propia de cada centro, y otra externa, dependiente de entes superiores: gerencias, direcciones provinciales, consejerías, ministerio. De la estructura organizativa –representada gráficamente mediante un organigrama– emanan la planificación y la gestión sanitarias. La **Planificación Sanitaria** es una función de la autoridad sanitaria consistente en establecer planes para regular las actuaciones, alcanzar objetivos y no caer en el caos.

No podemos eludir la realidad del llamado **Gerencialismo** como modelo de gestión de empresa introducido en la Sanidad Pública, basado en técnicas gestoras y equipos directivos similares a los de la empresa privada. Iniciado a principio de la década de 1980, con el propósito de corregir algunos «desajustes» y controlar costes en los hospitales, con el tiempo se ha ido extendiendo a todo el ámbito sanitario. En este modelo politizado –de nombramientos directos–, la máxima autoridad está representada por un gerente, del que dependen diferentes directores sanitarios (director médico, director asistencial, director de gestión, director de enfermería). Encuadrado en la Economía de la Salud, despertará miradas de admiración, recelo o indiferencia.

(conversión de empresa pública al sector privado) de la sanidad o, de otro modo, de destrucción del sistema sanitario público. Porque supone ir más allá del pacto o del acuerdo, temporal o puntual, que entraña un convenio o un concierto, las otras dos modalidades de gestión privada, que se han venido desarrollando dentro del sistema sanitario sin que se hayan producido grandes oposiciones. Como ejemplos de concesiones de servicios públicos a empresas privadas (empresas concesionarias) en otros sectores, hallamos las de suministro de agua potable, gestión de residuos y autopistas. Como privatizaciones puras y duras ya materializadas, las de empresas de hidrocarburos, electricidad y telefonía, en su momento controladas por el Estado.

La gestión sanitaria, sustentada o no en el modelo gerencialista, suele ser cambiante, teniendo en cuenta la complejidad del sistema sanitario y los vaivenes de la política sanitaria. Pero podríamos considerarla ideal si: persigue un fin con efectividad; adecua los recursos en busca de la eficiencia, sin cicatería; pretende objetivos útiles y realistas, no experimentación baldía y proyección personal; intenta prestar un buen servicio al usuario sin descuidar la satisfacción del trabajador; es clara y transparente, se impregna de firmeza y objetividad; se acerca a la realidad y la palpa; procura la mejora continua de la calidad...

Esta sería una buena la GS, fomentada naturalmente desde un verdadero liderazgo. ¡Una bella entelequia!

Y dentro de este apartado no hemos de olvidar la **gestión de la calidad en salud**. Partimos del concepto de **Calidad en Salud** con tres definiciones. Primera: «Obtener mayores beneficios con menores riesgos para el paciente, en función de recursos disponibles y valores sociales» (Avedis Donabedian, 1984). Segunda: «Asegurar que cada paciente reciba el conjunto de servicios diagnósticos y terapéuticos más adecuados para conseguir una atención sanitaria óptima (…) y lograr el mejor resultado con mínimo riesgo de efectos iatrogénicos y máxima satisfacción» (OMS, 1985). Tercera: «Ofrecer de forma continuada unos servicios eficaces, efectivos y eficientes, adecuados a necesidades de clientes, accesibles y aceptados, según estado actual de conocimientos» (Joint Commission, 1990). Y entonces podremos entender la idea de gestión de la calidad en salud, que implica un *mejoramiento continuo*.

Detectados los problemas, se tratan de corregir introduciendo cambios, con la aplicación de un **ciclo de calidad** o «círculo Deming», en cuatro fases (planificación, ejecución, implementación y evaluación), y midiendo la mejora mediante **indicadores de calidad**. El proceso considera tres factores: humano, técnico y del entorno; y atiende principalmente a cinco grandes **dimensiones de calidad**: *efectividad* (poder del procedimiento), *eficiencia* (relación coste/beneficio), *accesibilidad* (acceso a servicios), *satisfacción del usuario* (aceptabilidad) y *competencia profesional* (científico-técnica).

Por otra parte, la evaluación de la calidad contempla tres enfoques: 1) **Estructura**: cualidades de los centros (materiales, humanos y organizativos); 2) **Proceso**: asistencia que se hace; y 3) **Resultado**: efectos de la asistencia en la salud individual y poblacional.

Hasta aquí una simplificación teórica; la terca realidad se opone a la consecución de buenos niveles de calidad en nuestro medio sanitario.

***

REFERENCIAS BIBLIOGRÁFICAS

Peiró S, del Llano J, Quecedo L, Villar N, Raigada F, Ruíz J. Diccionario de Gestión Sanitaria para médicos.
https://bit.ly/3sHtczQ

22. De la teoría a la práctica médica (Educación Médica y Teoría y Método de la Medicina)

> *...falta de adecuación entre la medicina que académicamente se enseña y la medicina que socialmente se hace.*
> Pedro Laín Entralgo, «El médico y el enfermo»

22.1. EDUCACIÓN MÉDICA

No hay duda de que para desarrollar con competencia cualquier actividad profesional se precisa una mínima base teórica. La medicina no es excepción; mejor dicho, requiere una mayor base teórica que la mayoría de actividades humanas. La EM implica la **transmisión de conocimientos en salud**, pero también de valores humanísticos relacionados. Desde los inicios de la carrera universitaria, pasando por la licenciatura y los estudios de posgrado, hasta el final de nuestra actividad profesional no dejaremos de aprender. Nos veremos obligados a una puesta al día mediante una **formación continuada**, porque los avances y los descubrimientos no cesan. La formación continuada supone una instrucción constante, imprescindible para mantener la **competencia profesional**. Sus objetivos: actualizar conocimientos (técnicos, éticos, legales, sociales y económicos) y favorecer la comunicación entre los profesionales. Corregiremos errores, tomaremos buena nota para el futuro y afianzaremos nuestra seguridad. Así siempre, en avance inacabable.

Hemos de tener en cuenta que, en la transmisión de conocimientos entre profesionales de la salud, las nuevas tecnologías se van haciendo decisivas. La comunicación médica digital es un hecho que no podemos obviar. No significa la anulación de los métodos tradicionales de aprendizaje, pero han irrumpido con fuerza hasta alcanzar una posición dominante. La información fluye por la Red y se producen intercambios de manera inmediata. La llamada **Comunicación en Salud 2.0** permite la interactuación entre profesionales sanitarios, a través de foros médicos, blogs sanitarios o incluso las redes sociales, es decir mediante los denominados «social media».

Pero a pesar de los medios electrónicos, nos parece conveniente hacerse con un buen **diccionario médico**, leer buenas **revistas especializadas**, **tesis** y **libros**, disponer de soportes audiovisuales adecuados y, por supuesto, contar con buenos maestros que nos transmitan su experiencia y su saber. Lo demás vendrá dado por el interés y el entusiasmo que pongamos en el aprendizaje, que nunca cesa. Una buena instrucción es la base para alcanzar una adecuada capacitación.

22.2. TEORÍA Y MÉTODO DE LA MEDICINA

La disciplina humanística Teoría y Método de la Medicina **se ocupa de los sistemas de información, la documentación y la terminología empleada por los médicos**. Aquí se incluyen los conceptos de salud y enfermedad, la calidad de vida, el método científico, el método de la práctica clínica, el método de la relación con el paciente (perteneciente a la Comunicación Médica) y el análisis de la literatura científico-médica. Pero definamos cada elemento.

Los **sistemas de información sanitaria** son procedimientos mediante los cuales se recogen, almacenan (registran), procesan y utilizan datos sanitarios, tales como los indicadores de mortalidad y mortalidad, manejados por la ciencia estadística y de interés en epidemiología. La **documentación sanitaria** o clínica es el soporte (medio físico), que puede ser de papel o informático, y la información contenida; el conjunto de documentos conforma la historia clínica (la convencional, en papel, cede paso a la electrónica). La **terminología médica** es el conjunto de términos o vocablos de la ciencia médica. Su conocimiento es básico para transmitir conceptos e ideas precisos del mundo de la medicina.

Estos conceptos teóricos y métodos aplicados, probablemente poco abordados durante los estudios universitarios, se harán familiares durante la práctica clínica. Y durante dicha práctica, en el momento de la verdad, cuando pongamos manos a la obra y nos entreguemos al arte médico, por mucha que sea la teoría asimilada, habremos de procurar hacerlo con humildad, sin envanecimiento, teniendo presentes en todo momento las «4h» de Osler[41]: humildad, honestidad, humanidad y humor.

---

[41] **William Osler**, al que hacemos repetida referencia, dijo que «la práctica de la medicina es un arte, no un comercio; una vocación, no un negocio; una vocación en la que tu corazón debe ejercitarse tanto como tu cabeza». Y bajo el término *aequanimitas* (título de uno de sus libros), expresaba la cualidad fundamental exigible a un médico, definida como **imperturbabilidad, frialdad y presencia de ánimo** en todas circunstancias, cualidades necesarias para no mostrar nerviosismo y perder rápidamente la confianza de los pacientes. Precisamente, en la en la nota introductoria a ese libro de Osler, dice nuestro recordado traductor, el cardiólogo Manuel Fuster Siebert, que «el núcleo del mensaje que proclama es claro, compasivo y actual, expresado de un modo que llega al alma de cualquier médico. Exhorta a la organización del tiempo, del trabajo y del estudio, a la laboriosidad, a conservar la calma, a respetar a los demás, a la compasión, a anteponer el interés de los enfermos, y a seguir estudiando y aprendiendo de la propia experiencia durante toda la vida». Y para la formación de todo médico, Osler hace diez recomendaciones literarias. Verdaderos clásicos a los que hoy en día cabría añadir otros (ver cap. 7. «Retazos de Estética Médica»: 7.1. Literatura y Medicina).

1. *Biblia*
2. Obras de Shakespeare
3. *Ensayos* de Montaigne
4. *Vidas paralelas* de Plutarco
5. *Meditaciones* de Marco Aurelio
6. *Disertaciones* de Epicteto
7. *Religio Medici* (*La religión de un médico*) de Thomas Browne
8. *Don Quijote* de Cervantes
9. Obras de Emerson
10. Obras de Oliver Wendell Holmes

***

REFERENCIAS BIBLIOGRÁFICAS

Osler W. Aequanimitas. London: H.K. Lewis & Col. Ltd, 1939. Disponible en: htttps://www.fu1838.org/pdf/9975.pdf

23. El curioso efecto placebo (CM)

Un **placebo** es propiamente una sustancia inocua e inactiva (sin valor terapéutico), como azúcar o almidón, que, por un fenómeno psicológico o psico-fisiológico, puede tener una respuesta de mejoría, lenitiva, o incluso capacidad curativa. El paciente que lo toma cree que se trata de un verdadero fármaco, pues se presenta como tal, confía en sus bondades y experimenta un beneficioso «**efecto placebo**».

El efecto placebo es muy variable, dependiendo de factores del individuo, de la sustancia y de su forma de administración y del medio en el que se realiza el tratamiento. Se postula como explicación fisiológica la estimulación del *núcleo accumbens* (grupo de neuronas situado sobre el *septum pellucidum* del encéfalo), que mediante la liberación de dopamina produce una sorprendente sensación placentera o de alivio.

En ensayos clínicos controlados se utilizan sustancias placebo, para comparar el efecto placebo con los efectos de un fármaco que se está estudiando, cuyos resultados deben ser mejores para que se considere eficaz o de utilidad. En algunas situaciones la administración del placebo es controvertida, por cuestión ética (implica el engaño del paciente), porque puede presuponer el origen mental de una dolencia orgánica o cuestionar el valor de los medicamentos al uso.

Y el ser humano también puede producir un efecto placebo (por similitud con el placebo). El aprovechamiento de este efecto es el modo de actuación de sanadores, curanderos y chamanes, que emplean la medicina no convencional o sus supuestas capacidades personales. De modo que los pacientes «se curan» si confían en la curación, si sus expectativas son optimistas. Consiguen alivios o aparentes curaciones, prodigiosas o mágicas a ojos de los profanos, de manera tan simple. No hay otro secreto.

Del mismo modo, **la actitud del médico como psicoterapeuta puede tener un favorable efecto placebo**, entendido como capacidad de mejoría –lenitiva– o curativa por un efecto de sugestión.

Por el contrario, cuando la comunicación es inadecuada, la actitud del terapeuta puede tener un perjudicial «**efecto nocebo**», dañino o iatrogénico. Esto supone la agravación de los síntomas de una enfermedad, o la aparición de otros nuevos; en suma, el empeoramiento del estado de salud, como consecuencia de las expectativas pesimistas del paciente.

Así que cuidemos la forma de comunicar para no dañar.

***

REFERENCIAS BIBLIOGRÁFICAS

Guijarro C. Historia del placebo. Neurosciences and History 2015; 3(2):68-80.

24. Conciencia de muerte y malas noticias en medicina (CM)

No todas las personas viven sabiendo –o temiendo– que pueden morir en cualquier momento. Todos los humanos proyectamos una **trayectoria de futuro** dentro de lo que podemos llamar **trayectoria potencial de muerte**; prevemos un lapso de tiempo en cuyo contexto ideamos actividades y planificamos nuestra vida. Conforme nuestra existencia avanza, la primera trayectoria –esperanzada– disminuye y el horizonte de la segunda, no tan ilusionante, se avecina.

Nuestra vida va transcurriendo de manera más o menos sonriente, conscientes en mayor o menor grado de que algún día dejaremos de existir. Y de repente, alertados por un aldabonazo, encontramos de frente la crisis: la **toma de conciencia de la muerte.** Por una inesperada enfermedad o un desgraciado accidente nuestra hipotética trayectoria cambia de golpe, convirtiéndose en **trayectoria real de muerte**.

Trayectoria potencial de muerte ▍ Trayectoria real de muerte
Crisis de toma de conciencia

En la práctica médica, la crisis de toma de conciencia suele coincidir con el momento de comunicarle al paciente un diagnóstico o un pronóstico desfavorables. En no pocas ocasiones aparece con el evento de un accidente grave. Pero cada individuo la vivirá de diferente manera.

En una sociedad en la que juventud, salud y riqueza ocupan los lugares de honor, es evidente el impacto que ese momento produce. Definitivamente, uno es consciente de la temporalidad y siente la proximidad de su final. Salvo que permanezca feliz en la ignorancia, desconocedor de la amenaza. Por eso se ha discutido sobre la cuestión de las **malas noticias en medicina**. ¿Es mejor callar y ocultar una enfermedad grave? ¿O es mejor comunicarla abiertamente?

Varios estudios confirman el hecho de que se hace más daño callando (o mintiendo) que comunicando la verdad al paciente. Puede condicionarnos el temor a una mala reacción de afectado y a sentirnos culpables, pero esto no debiera bloquearnos. Si el paciente rompe a llorar, el médico no debe sentirse culpable; es más tiene derecho a jactarse de la confianza depositada por su paciente. Además, por muy grave que sea su proceso, no hemos de quitarle la esperanza, teniendo en cuenta que el enfermo sufre en el curso de su dolencia una alternancia cíclica de esperanza y desesperanza. Con todo, se mantienen las dos posiciones encontradas. La que sostiene que comunicar el diagnóstico y pronóstico de una enfermedad es una inútil crueldad. Y la que defiende una relación basada en la franqueza y la confianza. La primera postura está reforzada a veces por la familia que, en una conspiración de silencio, intenta autoprotegerse y proteger al paciente, evitándole malestar y sufrimiento y previniendo un intento de autolisis, si bien la segunda (¿un derecho?) no parece entrañar el teórico peligro. En mi opinión, debemos individualizar cada caso; no habiendo verdades absolutas, habrá que tomar en consideración la personalidad del enfermo y las circunstancias. Y ante todo es preciso **habilidad y tacto al comunicar una mala noticia**.

***

FUENTE DE IDEAS

Gómez Sancho M. Cómo dar malas noticias en medicina. Madrid: Ed. Grupo Aula Médica, 1996.

25. Sobre gasto farmacéutico y uso racional de medicamentos (ES)

El **gasto farmacéutico** (GF) no ha dejado de crecer a pesar de las medidas aplicadas, ya en forma de recorte de la oferta de medicamentos[42], ya con maniobras disuasorias (cambio de receta, visados, etc.) o presiones de los gestores sanitarios. De la simple correlación de **prescripción médica** (PM) y GF, se pasó a considerar los diversos factores que influyen en aquella y, en consecuencia, en éste[43]. Factores poblacionales, patologías emergentes y nuevos fármacos inciden de manera incuestionable. Muchos países desarrollados aprobaron diferentes medidas correctoras para sostener sus sistemas de salud. Pero sigue haciéndose necesaria la acción responsable de todos los agentes implicados en el GF para lograr un **uso racional de los medicamentos** (URM). No nos parece imposible.

Continuamente se establecen debates en torno al buen uso y abuso de los medicamentos, se realizan consideraciones científicamente fundadas sobre los que son básicos (medicamentos esenciales) y los que son innecesarios o secundarios, se hace hincapié en la repercusión de su consumo en la economía de la salud, se trata de discernir la generación de gasto en el nivel asistencial primario y en el especializado, considerando la «**prescripción inducida**» de éste a aquél, y se alerta sobre la inducción

---

[42] Se realizaron recortes farmacéuticos a través de una «**Financiación selectiva de medicamentos**» (popularmente, «Medicamentazo»), en dos ocasiones y por gobiernos de distinto signo (RD 1663/1998 amplió la lista de medicamentos excluidos de la financiación por la Seguridad Social establecida por RD 83/1993).
[43] Referencia de un estudio propio sobre prescripción y gasto farmacéutico:
Brea Feijoo J.M. Prescripción médica y Gasto farmacéutico. Cad Aten Primaria 2008;15 (1): 5-8. Disponible en:
http://www.agamfec.com/pdf/CADERNOS/VOL15/02_Espazo_N15_1.pdf

al consumo (dispensación farmacéutica sin prescripción médica).

Pues de estas premisas se derivan las reflexiones que siguen sobre **uso, valor, coste y control de los medicamentos**, que convergen en la racionalización del GF[44] en el sistema público de salud.

- El URM implica calidad y seguridad; de ningún modo ha de suponer perjuicio para los enfermos.

- El URM debiera comenzar por una financiación selectiva, ceñida a lo que ha demostrado eficacia y superioridad.

- La financiación de medicamentos debiera atenerse a criterios científicos y no a razones de otra índole.

- Un medicamento ha de ser eficaz y seguro, con pocos efectos adversos; si por encima es barato, mejor que mejor.

- Los medicamentos están para prevenir, aliviar y curar enfermedades, no para empeorar la situación de los pacientes.

- Las sustancias que son periódicamente reconocidas como «medicamentos esenciales» no siempre son tenidas como fundamentales en la práctica médica.

- Medicamento caro no es sinónimo de bueno, ni barato de malo; tampoco es admisible la consideración inversa.

- Una importante parte del GF que se les imputa a los médicos generales –de familia o de cabecera– se debe a prescripciones inducidas por otros médicos especialistas.

---

[44] El GF es el derivado principalmente del consumo de fármacos, pero también de pro-

- La dispensación farmacéutica sin preceptiva PM sigue siendo en Hispania un problema sin resolver, que induce a la medicalización y al aumento del gasto.

- Hemos de utilizar los medicamentos que son útiles y sólo cuando es necesario, conscientes de las bondades de su uso responsable.

- Es preciso oponerse a la mercadotecnia que emplea el falso y peligroso argumento de alcanzar la felicidad a través de los medicamentos.

- Seguramente habría que prohibir la publicidad de muchos fármacos que se venden sin receta pero entrañan riesgos.

---

ductos sanitarios (sondas, absorbentes, tiras de glucosa...).

26. Polimedicación, un problema actual (CM, ES)

En la actualidad, la **polimedicación** sobresale como un problema de primer orden, verdaderamente de salud pública. Referente a «paciente polimedicado» (el que toma más de 6 medicamentos de forma continuada), está motivada por diferentes causas y generada a distintos niveles. La irresponsabilidad del médico, la ignorancia del paciente, la incomunicación entre niveles asistenciales, la hiperprescripción mayormente especializada –sobre todo en ancianos–, la publicidad engañosa y las alegres dispensaciones en farmacia –sin prescripción médica preceptiva–, la desidia o el desacierto de los gestores, contribuyen a la **polifarmacia** y al aumento de individuos polimedicados, con los efectos adversos derivados de esos fármacos, en gran parte innecesarios.

¡Demasiada irracionalidad farmacológica!

Se ha ido perdiendo el norte y el descontrol llega a ser muy preocupante. Es frecuente hallarse ante pacientes atiborrados de ansiolíticos, antidepresivos, hipnóticos, analgésicos, antiinflamatorios, IBP y un largo etcétera de fármacos, multiplicados y en combinaciones explosivas, muchas veces de dudosa procedencia y que nadie parece capaz de controlar. Delante de algunos «combinados farmacológicos», uno se pregunta si se atreverían a tomarlos quienes los prescribieron.

Particularmente, he tenido casos sangrantes de medicación incontrolada, que no incontrolable, incluida una paciente joven con tantos psicofármacos –prescritos en el segundo nivel– que acostumbraba a acudir a los servicios de urgencias por complicaciones derivadas de ese mismo tratamiento farmacológico desmedido. Es lamentable el hecho de que una de cada tres urgencias se deba al mal uso de fármacos.

Todos los médicos de cabecera saben de pacientes ancianos que acumulan fármacos, a los que después de habituarse a su consumo (o adquisición sin adherencia terapéutica)[45] cuesta Dios y ayuda convencer para que dejen lo innecesario o contraproducente se adhieran a lo necesario o conveniente para la mejora de su salud; si vienen acompañados, el intento puede convertirse en prueba insalvable. No obstante, conviene mantenerse firmes y no ceder ante los excesos de demanda farmacológica, por el bien del usuario y acaso pensando en el viejo aforismo: «contra el vicio de pedir, la virtud de no dar». Pero ¡ay, qué fácil es dar medicamentos y qué difícil quitarlos!

Entonces, ¿cómo afrontar este grave problema?

La polimedicación sigue creciendo sin que nadie le ponga freno, favorecido por el escaso tiempo de consulta, la deficiente comunicación entre niveles asistenciales y la complejidad general, en un contexto de gerencialismo politizado y cegado a la razón. En estas condiciones es muy difícil, o imposible, que alguien detenga este fenómeno perjudicial para la salud y gravoso para la economía. Vemos muy loables las iniciativas de abordaje integral del paciente polimedicado, pero inútiles cuando se enfoca el problema de la polimedicación aisladamente desde el nivel primario. Porque la mayor parte de la prescripción que se le atribuye a la Atención Primaria viene derivada de la Especializada (**prescripción inducida**). Asusta comprobar en muchos pacientes la cantidad de principios activos procedentes de diferentes especialidades, del ámbito público y privado, a los que se suman otros fármacos añadidos para contrarrestar sus efectos adversos. No en pocas ocasiones, también los que les recomendó algún profano, asimismo probable víctima propiciatoria de enga-

---

[45] Llamamos **adherencia terapéutica** al cumplimiento del tratamiento indicado.

ños publicitarios. Se hace necesaria la orientación educativa.

Es preciso racionalizar la prescripción y el uso de los medicamentos. En casi todos los polimedicados, mayormente ancianos, a los fármacos esenciales se les han añadido otros de dudosa eficacia e incluso sumado sustancias de complacencia, con lo que se propician daños orgánicos y alteraciones cognitivas que acarrean eventos indeseables, más lamentables si son consecuencia de la **iatrogenia** (acto médico dañoso).

Siempre me ha preocupado la polimedicación engendrada en una prescripción poco responsable. ¡Cuántas urgencias engendradas en la polifarmacia! ¡Y cuánto cuesta convencer de la inutilidad de muchos fármacos! Cada agente de salud debe asumir la responsabilidad que le toca. Respecto a la polifarmacia inducida o diferida desde el nivel hospitalario al primario hay que decir rotundamente que es algo inadmisible. ¡Maldita prepotencia hospitalaria!, clamará algún afectado. Por su parte, el farmacéutico dispensador también ha de tener claro cuál es su papel, moviéndose dentro de los límites que corresponden a su espacio profesional y no dejándose caer en mezquinas tentaciones lucrativas. Es cuestión de atenerse a los principios básicos de la bioética.

27. Medicalización de la vida y voces en contra (CM, ES)

El médico, con tanto prescribir y prescribir, no hace otra cosa que atender a personas que piden medicamentos y a personas que sufren las consecuencias de esos medicamentos. I. Illich

Antes que nada, hemos de considerar los diferentes significados del término **medicalización**: 1) Resultado de «medicalizar», que no significa medicar, lo que podría sugerir el parecido morfológico, sino atiborrar de medicamentos. 2) Ampliación del ámbito de la medicina a problemas de otros campos (educación, sociología, filosofía, justicia, política, etc.), tales como el fracaso escolar, la soledad, la infelicidad, la pobreza o el desempleo. 3) Consideración de fenómenos normales como patológicos; v. gr. las fases del ciclo reproductivo y vital de la mujer (menstruación, embarazo, parto, menopausia) o la vejez.

Son cada vez más los intentos de **medicalización de la vida**, a través de la publicidad engañosa, directa e indirecta, de los profesionales incautos o tentados y de los poderes públicos, por similares razones. Mediante los departamentos de mercadotecnia de algunas multinacionales de la industria farmacéutica, se hacen emerger artificialmente problemas de salud o incluso llegan a crearse[46], con el fin de impulsar determinados medicamentos y productos sanitarios con buenas perspectivas financieras, eludiendo toda regla bioética. Mientras en países que carecen de las mínimas dotaciones asistenciales, se fijan objetivos elementales de salud pública, en los más pudientes se derrocha lo inimaginable en el afán de construir expectativas sobrehumanas, en nombre de la inalcanzable perfección y la divina inmortalidad, a base del engaño más execrable y en

---

[46] Se habla de «**disease mongering**» o promoción de enfermedades.

pos del lucro más despreciable, aprovechándose del malestar de una sociedad del bienestar totalmente desvalorizada.

El polémico pensador austríaco Iván Ilich (1926-2002) ya hizo hace más de cuarenta años una crítica de la medicalización de la vida en su ensayo *Némesis médica* (1975). Ilich se ensañaba con la medicina institucionalizada, planteando que «las enfermedades no han ido cediendo por obra de la medicina, sino por la transformación de las formas de vida que incluyen nuevas prácticas de higiene». Hablaba de «conversión de la asistencia a la salud en una empresa productora de enfermedades». Y afirmaba que «el paradigma biomédico no contribuye a la mejora del estado general de salud de la sociedad, siendo un obstáculo que limita la autonomía, el autocuidado, para convertir la salud y su cuidado en patrimonio exclusivo de las compañías e instituciones sanitarias».

A pesar de las voces críticas, la medicalización continúa. Es una negativa consecuencia del desarrollo, atribuible a diferentes causas: presión de la industria farmacéutica, incitación al consumismo a través de los medios de comunicación, deficiente educación para la salud, mala gestión sanitaria, insuficiente aptitud e inadecuada actitud profesional.

Menos mal que se denuncian cada vez más los intentos falaces, especialmente desde la propia profesión médica. Y, sorprendentemente, consiguen en ocasiones que los medios de comunicación –cauce habitual para procurar la medicalización– se hagan eco. ¡Menos mal!

***

REFERENCIAS BIBLIOGRÁFICAS

Illich I. La medicalización de la vida. En: Némesis médica. La expropiación de la salud. Barcelona: Barral Editores, 1975.

28. Tríptico formativo en salud (EM)

Sobre la formación médica se me ocurre un tríptico, a modo de sinopsis, que partiendo del hecho educativo y desembocando en el ejercicio pasa, irremediablemente, por el modo de aprender. Veamos, pues, esta secuencia formativa.

28.1. PUNTO DE PARTIDA: EDUCACIÓN MÉDICA

Ya hemos dicho[47] que para desarrollar con competencia cualquier actividad profesional se precisa una mínima base teórica. Y que la medicina, no siendo excepción, requiere una mayor base teórica que la mayoría de actividades humanas. Dijimos también que la EM implica la transmisión de conocimientos en salud y de valores humanísticos relacionados. Y que en el campo médico nunca dejamos de aprender, necesitando una continua puesta al día mediante la formación continuada.

28.2. IMPLEMENTACIÓN: MÉTODO DE APRENDIZAJE

Primeramente, no podemos olvidar los **medios tradicionales de aprendizaje o apoyo**: diccionarios médicos, libros y revistas especializadas, tesis... Mejor si la fortuna los acompaña de buenos maestros que nos transmitan su experiencia y su saber. Complementariamente, nos valdremos de los **soportes audiovisuales** que puedan contribuir a la adquisición o mejora de habilidades médicas. No hay duda de que la tecnología contribuye en gran manera al aprendizaje, pero de nada vale en

---

[47] «De la teoría a la práctica médica», cap. 22.

medicina si se desliga de lo humanístico. Si renunciar a la tecnología es anclarse en el pasado, contemplar la técnica y descuidar la calidad humana es frenar el avance de las ciencias de la salud.

Creo que nadie puede cuestionar que la formación participativa es más eficaz que la mera asistencia pasiva a disertaciones teóricas. El debate, la discusión, las propuestas, el compartir experiencias, son la mejor forma de adquirir un buen bagaje de capacidades para desarrollar una buena calidad asistencial. Todo ello a ser posible de manera presencial.

Y si hemos de censurar tanto el turismo congresual como el mero objetivo de créditos valorativos[48], también hemos de exigir que la formación médica continuada se realice dentro de la jornada laboral, no a costa del tiempo de quienes han de brindar un servicio a terceros, y desde luego sin coste cuando el fin es un servicio público. Porque una cosa es la entrega profesional y otra la improcedente renuncia.

28.3. APLICACIÓN: PRÁCTICA MÉDICA

Del interés y el entusiasmo que pongamos en el aprendizaje, que nunca cesa, han de venir los frutos que definan nuestra aptitud. Una buena instrucción es la base para alcanzar una adecuada capacitación. Sin embargo, habrá de ser nuestra actitud la que determine si mereció la pena el esfuerzo del estudio, la amplia adquisición de conocimientos teóricos y destrezas o **habilidades médicas** (exploración física, técnicas médicas, comunicación en salud). Por otro lado, de nada vale la formación médica si no es posible aplicar los conocimientos adquiridos.

Bien sabemos del habitual divorcio entre teoría y práctica al que habi-

---

[48] Se ha criticado tanto a quienes con la excusa de un congreso médico realizan turismo

tualmente nos obliga el sistema sanitario. La abundancia de tareas impropias e inútiles impide una labor médica eficaz y eficiente. Imaginemos a un cocinero que en vez de cocinar tuviese que emplear su tiempo en darles vueltas a los platos. Pues igualmente cabe imaginar a un médico ocupado en rellenar una y otra vez los mismos formularios.

Corregir este craso error corresponde a los gestores sanitarios; y a los profesionales que están a pie de obra, inmersos en la asistencia diaria, hacérselo saber (si es que todavía no han reparado en ello).

---

como a aquellos que buscan en la formación una mera acreditación.

29. Diagnósticos enfrentados e Historia Clínica (TyM)

Chiste
-Los médicos son unos ignorantes, hasta se contradicen entre ellos.
-¿Por qué lo dices?
-Verás; mi médico me dice que soy estéril, en cambio el de mi mujer le dice que está embarazada.

29.1. DIAGNOSTICOS ENFRENTADOS

Hace tiempo tuve un paciente con tos crónica que fue diagnosticado simultáneamente por un neumólogo y un médico internista. El diagnóstico de uno de los especialistas hospitalarios (no recuerdo cuál) fue «Enfermedad Pulmonar Obstructiva Crónica (EPOC)». El del otro «tos ansiosa». Motivos tendría el primero para llegar a una conclusión que precisa criterios clínicos determinados, apoyados en una buena anamnesis (interrogatorio), una correcta exploración física y el apoyo de exploraciones complementarias (radiografía de tórax, espirometría). Y razones tendría el segundo para, ante la supuesta negatividad de las pruebas pertinentes, llegar a la conclusión de que la tos no se debía a un proceso respiratorio sino a un trastorno emocional.

En otra ocasión pude comprobar otra disparidad de criterios entre un experto radiólogo y otro no menos experto médico rehabilitador, ante un mismo paciente aquejado de un dolor de hombro de larga evolución. El primero, en una exploración ecográfica observó una lesión en el tendón supraespinoso, que forma parte del llamado manguito rotador del hombro (integrado por cuatro músculos: supraespinoso, infraespinoso, redondo menor y subescapular), y concluyó con un diagnóstico de «Tendinosis/Tendinitis del supraespinoso». Por su parte el rehabilitador, tras una exploración física (consistente en inspección ocular, palpación y movilización activa/pasiva), determinó que no había lesión del supraespinoso sino del bicipital –del bíceps–, emitiendo un diagnóstico de «Tendinitis del bicipital».

En el primer ejemplo, al diagnóstico de EPOC debió haberse llegado con un fundamento clínico preciso, apoyado en la prueba espirométrica conclusiva. Al extremo opuesto de tos ansiosa o nerviosa, quiero creer, aunque me cueste, que no se llegó en una primera valoración, simple, visual o intuitiva, eludiendo el proceso normal de comunicación médica. En el segundo ejemplo, no puede decirse que el ecografista no haya realizado bien su trabajo; hizo su exploración porque le fue solicitada por el médico de cabecera del paciente, o tal vez por el traumatólogo, y advirtió signos sugestivos de lesión del supraespinoso. Y el médico rehabilitador descartó este diagnóstico al observar que los signos dolorosos se correspondían únicamente con una lesión del tendón del bíceps. Sin embargo, podría existir una lesión combinada, no poco frecuente, de supraespinoso y bicipital. Ante situaciones semejantes cabría concluir que no existe la infalibilidad diagnóstica, sin que deje por ello de ser fundamental la anamnesis y la exploración física, antes que las exploraciones complementarias, sencillas o sofisticadas.

En definitiva, es necesaria una buena **Historia Clínica**.

29. 2. HISTORIA CLÍNICA

El aparato que más ha hecho progresar a la medicina es la silla.
Gregorio Marañón, refiriéndose a la importancia del interrogatorio
El médico que no mete el dedo mete la pata.
Viejo aforismo sobre la necesidad del tacto rectal

La Historia Clínica (HC) es el registro de los datos[49] recogidos en la

---

[49] El registro de los datos puede hacerse de modo manual (**HC convencional**) o electrónico, hablándose en este caso de **HC electrónica** (HCE o eHC).

entrevista clínica con el paciente, así como las exploraciones y procedimientos realizados; si en el tiempo se suceden diferentes entrevistas clínicas, se registran cronológicamente los datos. Tal es su importancia que supone el documento principal de un sistema de información sanitario y, además, tiene un valor legal.

La HC contiene las siguientes partes:

1. **Anamnesis** (interrogatorio sistemático)
2. **Exploración física** (examen físico)
3. **Exploraciones complementarias** (pruebas diagnósticas: análisis, radiografías, endoscopias, etc.)
4. **Juicio clínico** (epicrisis)
5. **Tratamiento**
6. **Evolución y comentarios**

La **anamnesis** es el interrogatorio mediante el cual el médico hace preguntas[50] al paciente, de un modo sistemático, y recoge la información que éste le proporciona. Recoge los siguientes datos: filiación, motivo de consulta, antecedentes familiares y personales, síntomas por aparatos o sistemas (respiratorio, circulatorio, digestivo, etc.). Permite realizar una hipótesis diagnóstica. Sin duda, siguiendo el aforismo marañoniano, la mejor herramienta del médico es la silla.

La **exploración física** (examen físico)[51] es el conjunto de procedimientos o habilidades que corresponden a la **Semiología Clínica** (disci-

---

[50] Siguen siendo válidas las tres clásicas preguntas hipocráticas: «¿Qué le pasa?», «¿Desde cuándo?» y «¿A qué lo atribuye?».
[51] La **Propedéutica Clínica** (*propedéutica*, del gr. *pro*, antes, y *paideutikós*, relativo a la enseñanza; aplicada a la clínica: «enseñanza preparatoria para la clínica») es la disci-

plina que enseña a identificar los signos y síntomas)[52]. Junto con la anamnesis, permite alcanzar muchos juicios clínicos o diagnósticos, sin necesidad de realizar exámenes complementarios.

Con la buena aplicación de la HC, todos deberíamos encauzar el diagnóstico o, al menos, no deberíamos llegar a conclusiones contradictorias. Recordemos la silla del doctor Marañón.

***

REFERENCIAS BIBLIOGRÁFICAS

Guzmán F, Arias CA. La historia clínica: elemento fundamental del acto médico. Rev Colomb Cir. 2012; 27:15-24.

---

plina que enseña las técnicas de exploración clínica (inspección, palpación, percusión y auscultación).

[52] **Signos**: manifestaciones de una enfermedad objetivables (p.ej. fiebre). **Síntomas**: señales no objetivables (p.ej. dolor).

30. Sobre la codificación de enfermedades (TyM)

Una noticia de prensa de sugerente titular, «De baja por accidente en nave espacial», recogía quejas de médicos de familia, porque a esta extravagancia causal se unía la dificultad en la búsqueda de diagnósticos más probables, con los correspondientes códigos de la Clasificación Internacional de Enfermedades (CIE), embrollándose mucho la gestión informática de la incapacidad temporal (IT). La **codificación de enfermedades** es imprescindible para la emisión de partes de IT electrónicos. El que se recojan en la CIE accidentes anecdóticos no oculta una realidad: la dificultad para codificar muchos procesos por las barreras de un cualquier **programa informático** que no procese palabras clave. En cierto modo pasa también con la Clasificación Internacional de Atención Primaria (CIAP) para la codificación en la **historia clínica electrónica**. Las consecuencias consabidas: pérdida de tiempo y, ¡ay!, de la paciencia. El problema no es el hecho de codificar, sino la forma en que se ofrece la codificación, que puede volverse una auténtica pesadilla.

Esto nos da pie para recordar las tres grandes clasificaciones internacionales de enfermedades y otros problemas de salud:

CLASIFICACIÓN INTERNACIONAL DE ENFERMEDADES (CIE) de la Organización Mundial de la Salud (OMS). Es una clasificación de referencia que además de enfermedades incluye síndromes; se emplea en informes de alta hospitalaria. El listado de enfermedades de la CIE deriva de la «Lista de causas de muerte» del Instituto Internacional de Estadística iniciada en 1893. Consta de 21 capítulos, incluyendo un código alfanumérico de tres o cuatro dígitos, indicando mediante una letra el capítulo y un número para los diferentes síndromes; ejemplo: «M06.0 Artritis reumatoide seronegativa». La OMS viene coordinando la revisión periódica de esta clasificación desde 1948.

CLASIFICACIÓN INTERNACIONAL DE ATENCIÓN PRIMARIA (CIAP) de la WONCA[53]. Otra clasificación de referencia que recoge motivos de consulta y problemas de salud; más útil para el primer nivel asistencial, que suele manejar síntomas y signos en vez de diagnósticos específicos. Se basa en códigos alfanuméricos de tres dígitos: el primero es una letra que representa un aparato o sistema orgánico de un total de 17 capítulos; el segundo y el tercero los forman números, referidos a signos o síntomas, procedimientos administrativos, diagnósticos, medidas preventivas o terapéuticas, resultados de pruebas complementarias, derivaciones, seguimiento y otras razones de consulta, enfermedades y problemas de salud; ejemplo: «F01 Dolor ocular».

MANUAL DIAGNÓSTICO Y ESTADÍSTICO DE LOS TRASTORNOS MENTALES (DSM) de la APA[54]. Consta de 5 ejes, incluyéndose en cada uno diferentes categorías (Eje I: Trastornos clínicos y estados no atribuibles a trastornos mentales que merecen atención o tratamiento; Eje II: Trastornos de personalidad y del desarrollo; Eje III: Trastornos y estados somáticos; Eje IV: Problemas psicosociales y ambientales; Eje V: Evaluación de la actividad global). En los distintos ejes entran diferentes categorías de enfermedad mental.

---

[53] World Organization of National Colleges, Academies (Organización Mundial de los Médicos Generales / de Familia).
[54] American Psychiatric Association (Asociación Psiquiátrica Americana).

31. La mejor medicina: ¿de la experiencia o de la evidencia? (TyM)

La medicina, se ha considerado tradicionalmente una ciencia (inexacta) y un arte. Pero desde que se estableció en 1992 que la buena praxis médica es únicamente aquella que se ha dado en denominar «**Medicina Basada en la Evidencia**» (MBE), o basada en pruebas, se echó por tierra la pericia diagnóstica y el buen hacer del médico, como profesional que considera al paciente/enfermo en su integridad física y moral. Es decir, la MBE anula la práctica humanística e hipocrática de una «**Medicina Basada en la Experiencia**»[55], coincidente en siglas y opuesta en su filosófica concepción. Huyendo de extremismos, la conciencia sensata dice que la buena práctica médica requiere la integración de la experiencia clínica individual con la mejor evidencia clínica derivada de los estudios de investigación sistemática.

Y como crítica a la científica visión radical de la medicina, legítima sin embargo en su intención de búsqueda de la verdad absoluta, se nos ocurren **diez reflexiones humanísticas** con el afán de relativizarla y contrarrestar sus perniciosos efectos.

- La MBE, teóricamente centrada en la racionalidad diagnóstica y el trato individual, ha derivado en la irracionalidad y la valora-

---

[55] En realidad, podemos distinguir tres modalidades de medicina. En un extremo la *medicina intuitiva*, que lleva al médico a interpretar síntomas vagos o inespecíficos como más propios de la preocupación del paciente, que se verá libre de ellos con la escucha y/o el mensaje de tranquilidad del terapeuta. En el extremo opuesto, la *medicina precisa*, coincidente con la MBE. Y en medio, la *medicina empírica*, acaso la más frecuente, que asocia las manifestaciones clínicas a una dolencia concreta en términos probabilísticos (por ejemplo, dolor en abdominal en fosa ilíaca derecha, fiebre y leucocitosis llevan a pensar en apendicitis); como la primera, está condicionada por el factor experiencia (individual), a menudo conceptuada como «ojo clínico».

ción colectiva.

- El objetivo de fundamentar la actividad médica en una base científica, establecida en estudios de calidad, obvia al individuo como expresión de una comunidad (entidad biopsicosocial).
- Siendo el conocimiento científico el soporte de la medicina como ciencia, la frialdad metodológica ignora la calidez del arte médico.
- La práctica de un cientifismo radical, basado en la realización de pruebas (complementarias), deja la anamnesis y la exploración física en segundo plano.
- La ciencia médica pura rechaza la comunicación médico-paciente como principal método de aproximación al ser humano sufriente.
- La MBE establece protocolos rígidos que impiden la libertad clínica y, en consecuencia, anulan el arte médico.
- Si se ha pretendido con este método reducir el coste sanitario, probablemente ha fracasado por condicionar exploraciones onerosas y efectos gravosos.
- El uso sistemático de pruebas genera un alto coste, no sólo económico sino también en salud, al perturbarse el psiquismo de los individuos atrapados por el temor.
- Las pruebas que se justifican en el ámbito de la Medicina Preventiva, si no son selectivas, pueden provocar un efecto contrario al previsto.
- La búsqueda de la verdad médica absoluta –legítima pero inalcanzable– no puede sustentarse exclusivamente en pruebas.

Bien es verdad que la MBE o **Medicina Basada en Pruebas** no excluye la experiencia, pues la tiene en cuenta como aplicación final para la decisión clínica, y que como método utilizado de manera sensata ha de ser aceptado. Y, sin embargo, lo más útil para combatir la incertidumbre es disponer de criterios clínicos que proporcionen seguridad, de cara a decidir clínicamente desde el equilibrio científico y humano.

Quizás la mejor elección sea la de una tercera vía que conjugue adecuadamente el factor científico y el factor humano. No olvidemos que el fin de la medicina no es únicamente curar (muchas enfermedades son incurables), sino también aliviar y proporcionar el mayor grado de bienestar a los pacientes. La virtud, es sabido, está en el punto medio.

***

REFERENCIAS BIBLIOGRÁFICAS

Lobo Antunes JA. Nova Medicina. Lisboa: Ensaios da Fundação, 2012.

32. Las limitaciones de la medicina (TyM)

Desde las prácticas curativas primitivas basadas en el empirismo, la posterior entrada a la ciencia médica y todo el desarrollo del conocimiento médico hasta nuestros días, se han producido nuevos descubrimientos que, a pesar de los logros diagnósticos y terapéuticos, nos llevan a admitir la sentencia de Goethe: «con el conocimiento se acrecientan las dudas». Mucho sabemos… y poco sabemos. Por supuesto que ha habido grandísimos avances, aciertos en el alivio del sufrimiento humano, pero también más y más retos a los que enfrentarse, un número creciente de falsas expectativas (interesadamente fomentadas), especialmente en el caso de enfermedades degenerativas, y más decepciones. Las investigaciones llevan al diagnóstico de nuevos síndromes y nuevas enfermedades, muchas encuadradas en las denominadas «enfermedades raras»[56], que se etiquetan sin atinar con tratamientos curativos.

Entonces, se impone una reflexión general sobre las **limitaciones de la medicina**, apoyándonos en las reiteradas «4h» de Osler: humildad, honestidad, humanidad y humor.

Humildad, por diversos motivos. Primero, porque somos mortales y hemos de acatar nuestra condición perecedera. Segundo, porque los médicos no somos infalibles, ni mucho menos todopoderosos, sino defectuosamente humanos. Tercero, porque los pacientes son individuos únicos, que padecen y sienten de manera diferente («no hay enfermedades, sino enfermos»), y considerar sus partes orgánicas de manera separada es un planteamiento erróneo. Cuarto, porque no hay verdades absolutas

---

[56] **Enfermedades raras**: dolencias poco frecuentes o de prevalencia baja, menor de 5 casos por cada 10.000 habitantes.

y, con todas las reservas que sea preciso mantener, quizá debamos dejar un pequeño resquicio a la posibilidad de alternativas etéreas.

Honestidad, porque nuestros preceptos éticos nos obligan a ser honestos, a obrar en conciencia, con rectitud, con justicia, procurando no dañar, actuando en beneficio del paciente y evitando discriminar por cualquier motivo. No es honesto, por ejemplo, infundir temores que convierten individuos sanos en enfermos. Ni que decir tiene que la medicina establecida como negocio es totalmente deshonesta.

Humanidad, por respeto a los seres humanos que padecen, mostrando sensibilidad, compasión y bondad. Se conjugan empatía y bonhomía en una medicina compasiva. Consideremos los fines de la medicina: en ocasiones curar, a menudo aliviar y siempre consolar. Por lo tanto, esta virtud se convierte en obligación.

Humor, porque forma parte de la terapia médica y es bueno también para el terapeuta. Contribuye a la mejora de la relación médico-paciente, quitando tensiones, relajando el ambiente, descargando negatividades, afianzando la conexión de las conciencias. Contribuye asimismo al cumplimiento terapéutico, al aumentar la confianza del doliente en las propuestas de su médico.

Sí, amigos, la medicina tiene sus limitaciones, no es ciencia exacta (en ella 2 y 2 son 5, o acaso 3), pero muchas veces somos nosotros los que imponemos más de las que vienen condicionadas por la incapacidad humana. Por ello conviene apelar a la modestia, adoptar una actitud sincera, mostrar una disposición compresiva y procurar un talante favorable, con el fin de romper las barreras que dificultan la comunicación.

Finalmente, a modo de extensión osleriana, permitidme el aporte personal de un «**decálogo para el buen médico general**»:

1. Ten presente que es imposible saberlo todo de todo.

2. Esfuérzate en conocer lo fundamental y ser razonablemente competente.

3. Procura tener las ideas claras en vez de un batiburrillo en la sesera.

4. Abstente en todo caso de actuar si tienes dudas.

5. Considera cada amanecer que «estar al día» no significa estar en lo cierto.

6. Tus habilidades caerán en saco roto si no las empleas.

7. Admite las carencias con humildad y pide consejo si es preciso.

8. Actúa en todo momento con discreción y despréndete de la soberbia.

9. Recuerda que una sonrisa puede romper la mayor de las barreras.

10. Reconoce tus humanos errores si deseas alcanzar la terrenal sabiduría.

APÉNDICE 1
SEMBLANZAS DE MÉDICOS HUMANISTAS

Santiago Ramón y Cajal, símbolo del tesón

Gregorio Marañón, la hondura de lo humano

Roberto Nóvoa Santos, patólogo y pensador

Juan Rof Carballo, padre de la Medicina Psicosomática

Pedro Laín Entralgo, historiador de la medicina

Santiago Ramón y Cajal, símbolo del tesón

Santiago Ramón y Cajal (1852-1934), nacido en el municipio navarro de Petilla de Aragón, pero de estirpe aragonesa, fue un extraordinario histólogo y anatomopatólogo, laureado con el Premio Nobel de Medicina en 1906 por su descubrimiento de los mecanismos neuronales. Demostró que la neurona es la estructura básica y funcional del sistema nervioso, su célula principal. Su revolucionaria teoría, posteriormente confirmada, postulaba que el tejido cerebral estaba compuesto por células individuales y su teoría fue denominada «doctrina de la neurona». Pero detrás de su científico logro hay una historia vital de dificultades y esfuerzos.

Realizó sus estudios primarios en una época de agitación social y política, marcada por el destierro de Isabel II y el advenimiento de la Primera República. Cursó la carrera de medicina en Zaragoza (1869-1973), licenciándose a los 21 años. Obtuvo una plaza por oposición para el Cuerpo de Sanidad Militar y los avatares lo llevaron a ejercer como médico en la guerra de Cuba (1873-1876), donde conoció la dureza de los maniguales y los estragos de la malaria (paludismo) y la disentería, en los cuerpos de otros soldados y en su propio cuerpo. A su regresó a España, después de trabajar como ayudante y profesor de Anatomía, su interés por la Histología le llevó a comprar a plazos un microscopio y un microtomo, con la intención de crear un laboratorio en Zaragoza.

Desde entonces, su vocación científica lo llevó por un camino imparable, además de conseguir la Cátedra de Anatomía Descriptiva de la Facultad de Medicina de Valencia (1884-1887), donde estudió la epidemia de cólera que sufrió esta ciudad en 1885, y la Cátedra de Histología de la Facultad de Medicina de la Universidad de Barcelona (1887-1892). Su paso por la ciudad condal fue muy fructífero, siendo 1888 su «año cumbre» –en sus propias palabras–, al descubrir los mecanismos que gobiernan la morfología y los procesos conectivos de las células nerviosas de la materia gris del sistema nervioso cerebroespinal, aplicando el método de Golgi (o cromoargéntico), técnica de impregnación argéntica para la visualización del tejido nervioso mediante microscopía óptica. En 1889 inició la publicación de la Revista Trimestral de Histología Normal y Patológica, intensificó sus contactos con revistas centroeuropeas especializadas y asistió en Berlín al Congreso de la Sociedad Anatómico Alemana, donde presentó su descubrimiento y trabó amistad con el anatomista y fisiólogo Albert von Kölliker (1817-1905).

En 1891 expuso la ley de la polarización dinámica de las neuronas («doctrina de la neurona»), en la que explica la transmisión unidireccional del impulso nervioso. En 1892 ocupó la cátedra de Histología e Histoquímica Normal y Anatomía Patológica de la Universidad Central de Madrid. Después vendrían otros nombramientos y reconocimientos: doctor honoris causa por las universidades de Clark, Boston, la Sorbona y Cambridge; miembro de la Real Academia de Ciencias de Madrid; Premio Fauvelle de la Societé de Biologie; Premio Internacional de Moscú; Gran Cruz de Isabel la Católica y Gran Cruz de Alfonso XII; primer director del Instituto Nacional de Higiene Alfonso XIII; miembro electo de la Real Academia Española; Medalla de Oro de Helmholz por la Academia Imperial de Ciencias de Berlín. Y en 1906, año en el que rechazó el cargo de Ministro de Instrucción Pública, le fue entregado en Estocolmo el Premio Nobel de Fisiología y Medicina, compartido con el patólogo italiano Camillo Golgi (1843-1926).

Reconocido y mundialmente conocido, visitó como pensionado Paris,

Londres y Berlín. En 1920 logró que el gobierno creara el Centro de Investigaciones Biológicas o Instituto Cajal, en el que trabajó hasta 1922, año de su jubilación académica. Falleció en Madrid.

En la obra científica de Ramón y Cajal hay que señalar los siguientes libros y revistas: *Manual de Histología* (1885), Revista Trimestral de Histología Normal y Patológica (iniciada en 1889), Revista Micrográfica (creada en 1896), *Textura del sistema nervioso del hombre y de los vertebrados*, su obra magna (publicada en fascículos entre 1897 y 1904), Trabajos del Laboratorio de Investigaciones Biológicas (anuario iniciado en 1900), *Degeneración y Regeneración del sistema nervioso* (1914).

Además de decisivo investigador, Ramón y Cajal ha de considerarse como médico humanista, pues fue un médico escritor que dejó ensayos e incluso relatos: *Cuentos de vacaciones* (1905), *Recuerdos de mi vida* (1917, tomo I: «Mi infancia y juventud»; tomo II: «Historia de mi labor científica»), *Charlas de café* (1921), *Los tónicos de la voluntad* y *El mundo visto a los 80 años* (1934), su obra no científica más conocida, publicada el mismo año de su fallecimiento.

Subtitulado «Impresiones de un arteriosclerótico», es éste un delicioso libro en cuatro partes (1ª Las tribulaciones del anciano, 2ª Los cambios del ambiente físico y moral, 3ª Las teorías de la senectud y de la muerte, 4ª Los paliativos y consuelos de la senectud), en el que Cajal habla de la decadencia física y psíquica del anciano, las traiciones de la memoria senil, los cambios del ambiente y del lenguaje, las costumbres, las reivindicaciones femeninas, las modas y costumbres masculinas, los rápidos medios de transporte, el anciano juzgado por los jóvenes, la juventud de su tiempo senil, el maquinismo devorador de los países civilizados, la atonía del patriotismo, las teorías de la senectud y de la muerte, la política y la literatura.

Este gran científico no era ajeno al mundo que lo rodeaba y su labor investigadora no estaba reñida con el ejercicio de las letras.

Gregorio Marañón, la hondura de lo humano

Gregorio Marañón (1887-1960), médico y pensador, historiador y ensayista, humanista y liberal, docente y académico, es el representante supremo del Humanismo Médico hispano. Estudiante ejemplar e investigador precoz, fue premiado por la Real Academia de Medicina antes de acabar la carrera, recibió el Premio Extraordinario de Licenciatura, obtuvo el Premio Extraordinario de Doctorado por su tesis sobre *La sangre en los estados tiroideos* y mereció ser pensionado por el Ministerio de Instrucción Pública para investigar en Alemania. Ganó por oposición, con el número uno, plaza de médico de la Beneficencia Provincial y eligió el Servicio de enfermedades infecciosas del Hospital General de Madrid, ciudad donde nació, entregándose a una labor clínica e investigadora que habría de extender especialmente hacia la endocrinología. Publicó artículos científicos y libros clínicos de gran relevancia.

Pero su inquietud lo llevó a rebasar el campo estrictamente médico, comprometido con los problemas sociales y políticos de su tiempo, a la par que desarrolló una gran actividad historiográfica y como escritor de ensayos literarios. Perteneció a varias Reales Academias: Española de la Lengua, de Medicina, de Historia, de Ciencias Exactas Físicas y Naturales y de Bellas Artes de San Fernando. Hombre ilustrado, polifacético, de extraordinario carisma y muy popular en vida, es el representante hispano por excelencia del Humanismo Médico, de la práctica de una medicina científica –técnicamente rigurosa– y, al mismo tiempo, humana. El irrepetible médico humanista dejó tras de sí una imborrable huella, y el retrato que de él hizo el poeta Luis Rosales hace converger en su figura «la hondura de lo humano».

Su vastísima obra, traducida a los principales idiomas, comprende un total de 125 libros, alrededor de 1.800 artículos, 146 discursos, 336 conferencias y más de 230 prólogos. Su obra médica se cifra en 1.056 artículos de investigación y 32 monografías. Su labor docente estuvo marcada, según Pedro Laín Entralgo y Juan Rof Carballo, por la creación de la especialidad de la endocrinología y la antropologización de la medicina. Sus descubrimientos y trabajos sobre las glándulas de secreción interna, las enfermedades infecciosas, la emoción, la diabetes, la obesidad y la biología sexual, le otorgaron fama mundial. Su talante de hombre íntegro, trabajador y sensible, lo hace trascender el tiempo y ser punto de referencia para los seguidores hispanos de la ciencia hipocrática. Por otra parte, estuvo muy vinculado a la ciudad de Toledo.

Como escritor, Marañón sobresalió en el campo del ensayo, la biografía y la historiografía. Laín Entralgo, su más señalado biógrafo, destacó tres facetas de su figura: la de médico, la de historiador y la de moralista. A la suma de varias de ellas se deben obras como *Las ideas biológicas del padre Feijoo* (1934), *Vocación y ética* (1935) o *El médico y su ejercicio profesional en nuestro tiempo* (1952). El primero se tiene por su mejor estudio, y aunque haya sobrevalorado el papel de Feijoo (1676-1764) y sus contemporáneos como renovadores científicos, consiguió llamar la atención sobre la indudable vitalidad de la ciencia española de la Ilustración. En las otras dos obras se ocupó de la preparación integral del médico, de su conducta y sus deberes con la comunidad. Por otra parte, en *Raíz y Decoro de España* (1933), reflexionó sobre la circunstancia del hombre contemporáneo; ante la crisis de las democracias liberales europeas y el auge de las dictaduras totalitarias, vio la defunción del liberalismo político, sin dejar de reivindicar los principios liberales.

En su obra literaria merecen especial mención las biografías, en las que caracteriza a diferentes personajes históricos convirtiéndolos en emblemas de una época y en prototipos de un carácter. Entre ellas cabe citar: *Enrique IV de Castilla y su tiempo* (1930); *Amiel. Un estudio sobre la timidez* (1932); *El Conde-duque de Olivares (la pasión de mandar)* (1936); *Tiberio. Historia de un resentimiento* (1939); *Luis Vives (Un español fuera de España)* (1942); *Antonio Pérez (El hombre, el drama, la época)* (1947); *Cajal: su tiempo y el nuestro* (1950); *El Greco y Toledo* (1956); y la póstuma *Juan Maragall y su tiempo* (1963). A estos ensayos se suele unir un personaje mítico: *Don Juan. Ensayos sobre el origen de su leyenda* (1940). En estos estudios analizó diferentes aspectos del comportamiento humano, como la timidez, la pasión de mandar, la impotencia o el resentimiento, abordando aspectos éticos y filosóficos.

Marañón diseccionó sus personajes como si se tratase de casos clínicos, analizándolos desde un punto de vista médico y desde una óptica de anormalidad. El ejemplo más singular y polémico es el del mito de don Juan, personaje que consideró escasamente viril, en contra de la idea popular que lo considera símbolo de masculinidad. Su estilo muestra una gran capacidad y claridad expositiva, a medio camino entre la prosa científica y la expresión literaria. Por ello se le tiene por uno de los principales ensayistas científicos de nuestro tiempo.

Roberto Nóvoa Santos, patólogo y pensador

Roberto Nóvoa Santos (1885-1933), nacido en A Coruña, fue un médico reconocido internacionalmente, un eminente clínico y patólogo. Desempeñó el puesto de catedrático de Patología General, en las universidades de Santiago de Compostela y Madrid, fundó y dirigió revistas de divulgación científica, siendo uno de los pioneros en introducir los trabajos de Freud en la península ibérica. También desarrolló una meritoria labor política como diputado. Especialmente recordado por sus investigaciones sobre la diabetes, su *Manual de Patología General* y sus ensayos en torno a la muerte, es por derecho un buen representante del humanismo médico. Actuó como conferenciante en diversos países, sobre todo hispanoamericanos, disertando sobre temas médicos, filosóficos y literarios. Y publicó numerosos trabajos de patología, psicología, estética, antropología médica, etc.

Se dice del ilustre patólogo gallego que reúne los ingredientes para ser considerado un mito, pues murió joven, en plenitud médica e intelectual, y una parte importante de su obra de pensador gira alrededor del hecho de la muerte. A este respecto, aborda los contenidos de la conciencia, la pervivencia en el más allá y los fenómenos biológicos y neuroquímicos que la definen. De este médico polifacético ha quedado una imagen estereotipada de hombre serio, reflexivo, introvertido, un tanto huraño y misógino, favorecida por un aura de taumaturgo, de sanador genial. Pero visto con objetividad, hallamos a un pensador profundo, a un individuo complejo, a un europeizador de la generación de Ortega y Marañón, a un sabio de una época gloriosa de médicos humanistas que ha pasado a la historia de la medicina.

Entre sus obras publicadas, cabe mencionar: *La indigencia espiritual del sexo femenino* (1908); *El problema del mundo interior* (1920); *Physis y Psychis* (1922); Cuerpo y espíritu (1930); *El instinto de la muerte* (1927), quizás su ensayo más importante, en el que aborda el sentido médico y existencial de la muerte; *La mujer, nuestro sexto sentido y otros esbozos* (1928), colección de ensayos diversos, en especial acerca de las raíces somáticas del sentir estético; *Patografía de santa Teresa de Jesús* (1932); *La inmortalidad y los orígenes del sexo* (1931).

Juan Rof Carballo, padre de la Medicina Psicosomática

Juan Rof Carballo (1905-1994), médico y ensayista, es considerado el «padre de la Medicina Psicosomática». Hijo del ilustre veterinario Juan Rof Codina, catalán destinado a Galicia, nació en Lugo y estudió en Santiago de Compostela, donde fue discípulo del gran patólogo gallego Roberto Novoa Santos. Participó en el Seminario de Estudos Galegos, colaboró en revistas galleguistas y se relacionó con destacadas personalidades de la ciencia y la cultura gallega de su tiempo. Completó estudios en Barcelona, Madrid y, como becario, en Viena y Colonia. El inicio de la Guerra Civil Española en 1936 le sorprendió en Berlín y permaneció fuera de España hasta su finalización. De regreso, se doctoró con una tesis sobre los ácidos grasos insaturados y trabajó junto a Carlos Jiménez Díaz en Madrid. Colaboró también con Gregorio Marañón, quien le definió como un «francotirador del espíritu», y fue miembro de laReal Academia Española.

Rof Carballo estaba convencido del vínculo entre psique –alma– y cuerpo. Aportó una nueva concepción de la relación médico-paciente, con métodos próximos a la psicología en el trato a los enfermos; Domingo García-Sabell llegó a definirlo como «curador». Por otra parte, literatura, arte y música y estuvieron siempre presentes en sus escritos; era un declarado mozartiano y respecto a la literatura gallega admirador de Rosalía de Castro; fue además uno de los principales representantes del llamado «grupo Galaxia», que dio lugar a la Editorial Galaxia en 1951. Al fallecer, Pedro Laín Entralgo, a la sazón presidente de la Real Academia Española, le dedicó emocionadas palabras: «Un trozo importante de mi vida se va con él...».

De sus escritos médicos sobresale su famosa *Patología Psicosomática* (1949), el primer tratado integral sobre el tema, de difusión mundial, que junto a *Cerebro interno y mundo emocional* (1952) y *Urdimbre afectiva y enfermedad* (1961) forma su trilogía fundamental sobre Medicina Psicosomática.

De sus ensayos sobre psicología, biología, sociología y antropología, destacan *Entre el silencio y la palabra* (1960), *Violencia y ternura* (1967), *Biología y psicoanálisis* (1972), *Signos en el horizonte* (1972), *El hombre como encuentro* (1973), *Teoría y práctica psicoanalítica* (1984) y *Los duendes del Prado* (1990). Su principal obra en gallego es *Mito e realidade da terra nai* (1957).

Pedro Laín Entralgo, historiador de la medicina

Pedro Laín Entralgo (1908-2001), médico y ensayista, especialista en psiquiatría y abierto al general conocimiento, se definió intelectualmente a sí mismo como «historiador de medicina, antropólogo, ensayista y dramaturgo de domingo». El grueso de su obra se centra en dos aspectos: la **Historia de la Medicina** –parcela en la que se le considera la máxima autoridad hispana– y la **Antropología filosófica y cultural**, ahondando en el «problema de España» y su cultura. Destacó también en su labor como articulista en prensa, fue miembro de diferentes instituciones académicas e hizo méritos suficientes para ser reconocido internacionalmente. Hijo de un médico rural, nació en la localidad turolense de Urrea de Gaén, siguió los pasos de su padre y se licenció en medicina, especializándose luego en Psiquiatría. En 1932 completó la formación de esta especialidad en Viena (1932), donde Sigmund Freud (1856-1939) estaba impulsando definitivamente el Psicoanálisis. Y en 1942 ganó la Cátedra de Historia de la Medicina en la Universidad Complutense de Madrid. Fue miembro de Falange y llegó a comprometerse políticamente con la dictadura franquista, hecho por el que habría de arrepentirse. Entre sus haberes, cabe señalar su nombramiento como doctor honoris causa por las universidades de San Marcos de Lima (Perú), Valencia y Toulouse.

Influido por el pensamiento de José Ortega y Gasset (1883-1955) y de Xavier Zubiri (1898-1983), elaboró una Antropología filosófica (integra conocimiento de ciencias biológicas y humanas) que considera la biología, la fisiología y la neurología, junto al análisis de la historia y la realidad españolas. Se entregó a la Historia de la Medicina y pasó a formar parte de la misma, dejando una importante obra:

- Historia de la Medicina: *Medicina e Historia* (1941), *Estudios y apuntes sobre Ramón y Cajal* (1945), *Historia de la Medicina Moderna y Contemporánea* (1954), *La curación por la palabra en la Antigüedad clásica* (1958), *La relación médico-enfermo, historia y teoría* (1964), *El médico y el enfermo* (1969, síntesis del libro anterior), *La medicina actual* (1973), etc.

- Antropología filosófica y cultural: *Sobre la cultura española* (1943), *La antropología en la obra de Fray Luis de Granada* (1945), *La generación del 98* (1945), *España como problema* (1949), *La espera y la esperanza* (1957), *Teoría y realidad del otro* (1961), etc.

APÉNDICE 2
LÉXICO DE HUMANIDADES MÉDICAS

ANTROPOLOGÍA MÉDICA. Ciencia que estudia la implicación de los fenómenos sociales y culturales en la forma que tiene el hombre de entender la salud y afrontar la enfermedad. Si la Antropología (del gr. *anthropos*, hombre, y *logos*, tratado) es la ciencia que estudia al hombre en su integridad, física y moralmente, y dentro de ella existen ramas, como la A. cultual, la A. filosófica, la A. social o la A. educativa, es comprensible que exista la A. médica. La A. médica puede considerarse un subcampo de la A. social y de la A. cultural. También se han empleado otros términos para denominarla: «A. de la medicina», «A. de la salud» y «A. de la enfermedad». A veces pueden confundirse los límites de la A. médica y la Sociología médica. (Relacionadas: HUMANIDADES MÉDICAS, SOCIOLOGÍA MÉDICA)

BIOÉTICA. Podemos definirla como la ética (del gr. ethikos, deriv. de ethos, costumbre, hábito), ciencia o estudio de las costumbres e ideas morales, aplicada al campo de la biología, de la vida. En el campo de la medicina, como «BIOÉTICA MÉDICA», es una disciplina que trata de encauzar la conducta humana en el ámbito biomédico y de cuyos principios (autonomía, beneficencia, no maleficencia y justicia) la Atención Primaria no puede mantenerse al margen. Propone que la aptitud médica sea aplicada con una buena actitud (de poco valen los conocimientos médicos si no se aplican de la mejor manera); dicho de otro modo, propugna una ciencia con conciencia. Para darse cuenta de su importancia, no hay más que considerar los ámbitos de aplicación: aborto, eutanasia, fertilización in vitro, transfusiones de sangre, trasplantes de órganos, reproducción asistida, manipulación genética, clonación humana, dilemas derivados de la relación médico-paciente, etc. (Relacionadas: DEON-

TOLOGÍA MÉDICA, HUMANIDADES MÉDICAS, PRINCIPIOS BIOÉTICOS)

CÓDIGO DEONTOLÓGICO. Conjunto de principios y normas –código– de la Deontología, en nuestro caso médica. Hay diferentes códigos deontológicos cuya pretensión es siempre un ideal ético; en el campo médico, el primero de ellos es el «Juramento hipocrático». (Relacionadas: BIOÉTICA MÉDICA, DEONTOLOGÍA MÉDICA, JURAMENTO HIPOCRÁTICO).

COMUNICACIÓN MÉDICA. Lenguaje y expresión para comunicarse el médico con el paciente; equivale a entrevista clínica y relación médico-paciente. Debe ser buena para suscitar en el paciente una favorable respuesta, que entienda lo que se le dice y cumpla lo que se le recomienda. El médico de Atención Primaria precisa adquirir destrezas o habilidades en comunicación; aprender técnicas que contribuyan a una buena transmisión, verbal y no verbal, a decir con soltura, discreción y efectividad. (Relacionadas: CUALIDADES DEL MÉDICO, ENTREVISTA CLÍNICA, HUMANIDADES MÉDICAS, RELACIÓN MÉDICO-PACIENTE)

CUALIDADES DEL MÉDICO. Destrezas o habilidades del buen comunicador o entrevistador: calidez (cordialidad, proximidad afectiva), respeto, empatía (saber ponerse en lugar del otro), concreción (aprovechamiento del tiempo), asertividad (seguridad), autenticidad (sinceridad) y contención emocional. (Relacionadas: COMUNICACIÓN MÉDICA, RELACIÓN MÉDICO-PACIENTE)

DEONTOLOGÍA MÉDICA. Deontología (del gr. *deon*, deber, y *logos*, tratado), ciencia de los deberes o teoría de las normas morales, propiamente médica. Disciplina que se ocupa de determinar y regular el conjunto de responsabilidades éticas y morales que surgen en relación con el ejercicio de la profesión médica. Se concreta en unos códigos deontológicos o de ÉTICA MÉDICA que pretenden un ideal ético; el primero de ellos es el «JURAMENTO HIPOCRÁTICO». (Relacionadas: CÓDIGO DEONTOLÓGICO)

DERECHO SANITARIO. Conjunto de principios, preceptos y reglas que regulan el ejercicio de la Sanidad, con mayúsculas, y garantizan un bien necesario. Se entiende en la relación Ley y Medicina y uno de sus conceptos esenciales es la «LEX ARTIS», que señala la responsabilidad. Entre otras cuestiones recoge los derechos y deberes de las partes, el intrusismo profesional y el secreto médico. (Relacionadas: HUMANIDADES MÉDICAS, MALPRAXIS MÉDICA, SECRETO MÉDICO)

DOCUMENTO MÉDICO-LEGAL. Cualquier escrito del médico en sus relaciones con autoridades, organismos oficiales, público e incluso particulares. Puede ser un parte (documento breve para comunicar un hecho a la autoridad o al público), un oficio (carta oficial para comunicarse con autoridades, corporaciones oficiales o subordinados), una certificación (CERTIFICADO MÉDICO), una declaración (de palabra, pero documento por quedar escrita) o un informe pericial (sobre significación de determinados hechos). Se incluyen el consentimiento informado y el testamento vital o documento de voluntades anticipadas.

ECONOMÍA DE LA SALUD. Ciencia económica que tiene por objeto el uso óptimo de los recursos para la atención de la enfermedad y la promoción de la salud. Su cometido es estimar la eficiencia de los servicios de salud y sugerir formas de mejorar su organización. De ella forma parte la FARMACOECONOMÍA, parcela económica sobre el uso de fármacos en intervenciones en salud, alrededor de la cual giran conceptos como el de relación coste-efectividad. Algo dual, bueno y malo al mismo tiempo; bueno cuando persigue el ahorro racional y malo cuando el ahorro es un fin en sí mismo. (Relacionadas: GESTIÓN SANITARIA, HUMANIDADES MÉDICAS, PRODUCTIVIDAD EN SALUD)

EDUCACIÓN MÉDICA. Transmisión de conocimientos en salud y de valores humanísticos relacionados. Desde los inicios de la carrera universitaria, pasando por la licenciatura y los estudios de posgrado, hasta el final de la actividad profesional médica no se deja de aprender. Es preceptiva una puesta al día mediante una formación continuada, porque los avances y los descubrimientos no cesan. (Relacionadas: HUMANIDADES MÉDICAS)

ENTREVISTA CLÍNICA. Reunión de dos personas: un individuo que tiene un problema –o varios– y acude a un médico para que se lo solucione. Su éxito dependerá no sólo de los conocimientos y las habilidades de éste, sino también de otros factores. A saber: el ambiente (lugar y circunstancias de la espera), la actitud del profesional y la receptividad del paciente. En definitiva, se trata de romper «barreras» para alcanzar una buena comunicación o relación médico-paciente. (Relacionadas: COMUNICACIÓN MÉDICA, RELACIÓN MÉDICO-PACIENTE)

ERROR MÉDICO. Equivocación inevitable bajo la condición humana e inadmisible desde la óptica profana, que no admite un solo fallo. El propio éxito de la medicina parece volverse contra los médicos, antaño semidioses y hoy simples mortales. Los poderes públicos «venden» los avances tecnológicos puestos al servicio de la población, y ésta asume la infalibilidad de los profesionales. Y para protegerse, los médicos actúan a la defensiva: más pruebas y más coste, sin mayor eficacia. En cualquier caso, hemos de diferenciar error inevitable, impericia, imprudencia y negligencia; esto último implica una malpraxis. (Relacionadas: IATROGENIA, MALPRAXIS MÉDICA)

ESTÉTICA MÉDICA. La estética (del gr. *aisthetikós*, lo que se percibe por los sentidos), entendida como ciencia del conocimiento sensible cuyo objeto es determinar la esencia de lo bello, aplicada al campo de la medicina. Supone una relación de la literatura y el arte en general con la medicina. (Relacionadas: HUMANIDADES MÉDICAS)

FARMACOECONOMÍA. Parte de la economía de la salud relacionada con el gasto farmacéutico. Esta disciplina ha ido cobrando vigencia y más en tiempos de crisis, habiéndose realizado recortes a través de una «financiación selectiva de medicamentos». (Relacionadas: ECONOMÍA DE LA SALUD, GASTO FARMACÉUTICO)

GASTO FARMACÉUTICO. Gasto derivado del consumo de fármacos y productos sanitarios: sondas, absorbentes, tiras de glucosa, etc. (Relacionadas: ECONOMÍA DE LA SALUD, FARMACOECONOMÍA)

GESTIÓN SANITARIA. Gestión en el ámbito sanitario que, como la gestión en general, entraña la función de dirección del personal y las actuaciones para lograr un resultado u objetivo. Significa tramitar, diligenciar, dirigir y administrar en el ámbito de la sanidad. Se realiza a tres niveles: macrogestión (estatal), mesogestión (centros y servicios sanitarios) y microgestión o GESTIÓN CLÍNICA (profesionales de la salud o clínicos). Entre las funciones gestoras están: la organización, la planificación, la regulación (p.ej. cartera de servicios o catálogo de prestaciones), los sistemas de información sanitaria y el diseño de contratos que lleva a la firma con proveedores (p.ej. contratos programa y conciertos). Podemos encuadrarla en la ECONOMÍA DE LA SALUD. (Relacionadas: ORGANIZACIÓN SANITARIA, MEDICINA GESTIONADA, PLANIFICACIÓN SANITARIA)

HISTORIA CLÍNICA. Principal sistema de registro sanitario. Refleja la atención prestada y sirve para evaluarla y realizar actividades comunitarias, para docencia e investigación y como prueba documental judicial. Sobre su estructura ideal hay diferencias de criterio, pero debe constar de cuatro partes: 1) anamnesis o interrogatorio (datos de filiación, motivo de consulta, antecedentes, enfermedad actual, síntomas por aparatos); 2) exploración física; 3) curso o evolución; y 4) epicrisis (comentario final, discusión, juicio clínico). (Relacionadas: SISTEMA DE REGISTRO)

HISTORIA DE LA MEDICINA. Rama de la historia que trata de los conocimientos y prácticas médicas a lo largo del tiempo, así como de sus protagonistas, desde los orígenes de la medicina hasta nuestros días. O una sucesión cronológica de hitos médicos en la que la mayoría de anónimos mortales no entrará a pesar de sus desvelos. (Relacionadas: HUMANIDADES MÉDICAS)

HUMANIDADES MÉDICAS. Bajo este epígrafe, o el de «Ciencias socio-médicas», tendríamos por orden alfabético: ANTROPOLOGÍA MÉDICA, BIOÉTICA MÉDICA, COMUNICACIÓN MÉDICA (Entrevista clínica, Relación médico-paciente), DERECHO SANITARIO, ECONOMÍA DE LA SALUD, EDUCACIÓN MÉDICA, ESTÉTICA MÉDICA (Literatura/Arte y Medicina), HISTORIA DE LA MEDICINA, PSICOLOGÍA, SOCIOLOGÍA DE LA SALUD, TEORÍA Y MÉTODO DE LA MEDICINA (Información, Documentación y Terminología). El HUMANISMO MÉDICO se aleja de la despersonalización reinante en la actualidad.

IATROGENIA. Del gr. *iatro*, médico, y *génesis*, producción, significa acto médico dañoso, aun realizado debidamente. Todo efecto perjudicial en el paciente producido por el médico se considera «iatrogénico»; o de otro modo, cualquier reacción adversa en el paciente como resultado del tratamiento aplicado por el galeno. Aunque a veces sea inevitable, hay que procurar no dañar, recordando el aforismo hipocrático: *primum non nocere*. (Relacionadas: ERROR MÉDICO)

JUDICIALIZACIÓN DE LA MEDICINA. Consecuencia de llevar por vía judicial todo asunto médico. Algo a lo que no lo que no se debe llegar si queremos profesionales de la medicina eficaces, libres para ejercer su oficio, asumiendo que, siendo humanos, somos imperfectos. Puede conllevar un temor continuo a la denuncia que acaso paralice las habilidades e inhiba los buenos propósitos, siempre en perjuicio del paciente. (Relacionadas: MEDICINA DEFENSIVA)

JURAMENTO HIPOCRÁTICO. Código de ética médica que acatamos los médicos por principio y en honor al padre de la medicina. Obliga a acatar normas de comportamiento que exigen respeto, honradez, generosidad, entrega y discreción. De otros juramentos, que en silencio o entre dientes hacemos a diario en las consultas, Hipócrates se avergonzaría. (Relacionadas: CÓDIGO DEONTOLÓGICO)

MALPRAXIS MÉDICA. Significa no atenerse a la *lex artis*, a las prácticas médicas aceptadas como adecuadas para tratar a los enfermos en el momento presente –según los actuales conocimientos científicos–, un concepto por definición cambiante con el progreso técnico de la medicina. (Relacionadas: DERECHO SANITARIO, ERROR MÉDICO)

MEDICINA. Dejando la acepción más pobre (medicamento) es, según Marañón, un *compendio de ciencia, arte y oficio*. Cuyo objeto, añadiríamos, es curar o aliviar la enfermedad y consolar al doliente. Por su parte, William Osler la definió como la *ciencia de la incertidumbre y el arte de la probabilidad*, y Edmund Pellegrino como *la más humana de las ciencias y la más científica de las humanidades*. Hay antagónicas miradas a la medicina: la benevolencia corporativa empleó el término «sacerdocio» para referirse a una actividad sustentada en la entrega, y la ironía popular, en el otro extremo, ha tildado al oficiante de «matasanos». Antes, lo esencial de la actividad médica era la relación personalizada médico-paciente basada en un «arte» ejecutado con medios primitivos. Hoy, quien la ejerce se asemeja más a un ingeniero que a un médico a la antigua usanza. Y lo más inquietante es pensar que todo lo pasado ha sido superado.

MEDICINA DEFENSIVA. Una consecuencia nefasta de la «judicialización». Incita a la solicitud de pruebas superfluas y a la derivación innecesaria. (Relacionadas: JUDICIALIZACIÓN DE LA MEDICINA)

MEDICINA GESTIONADA. Equivale a «autogestión», que, según el diccionario, significa acción y efecto de organizar, dirigir y administrar una empresa los trabajadores de la misma. Es un modelo de organización de los servicios en el que los profesionales gestionan con autonomía los recursos de que disponen, manejando el presupuesto global y asumiendo el riesgo derivado de una actuación deficiente. (Relacionadas: GESTIÓN SANITARIA)

ORGANIZACIÓN SANITARIA. Disposición que pretende poner orden en el entramado sanitario, proveyendo los necesarios recursos materiales y coordinando los indispensables recursos humanos. De la estructura organizativa –representada gráficamente mediante un organigrama– emanan la planificación y la gestión sanitarias. (Relacionadas: GESTIÓN SANITARIA, PLANIFICACIÓN SANITARIA)

PLANIFICACIÓN SANITARIA. Una función de la autoridad sanitaria, consistente en establecer planes de salud para regular las actuaciones, alcanzar objetivos y no caer en el caos. (Relacionadas: GESTIÓN SANITARIA, ORGANIZACIÓN SANITARIA)

PRINCIPIOS BIOÉTICOS. Son los principios (máximas, ideas o normas que rigen el pensamiento o la conducta) que incumben a la bioética. Los de la bioética médica son fundamentalmente cuatro: 1) Principio de no maleficencia: lo primero es no hacer daño («primum non nocere»); 2) Principio de beneficencia: actuación en beneficio del paciente; 3) Principio de autonomía: decisión autónoma del paciente respecto a su salud y a las intervenciones médicas (expresado en sumo grado en el «consentimiento informado»); 4) Principio de justicia: opuesto a la desigualdad, dispone un trato médico igualitario, sin distinción. (Relacionadas: BIOÉTICA MÉDICA)

PRODUCTIVIDAD EN SALUD. Si la productividad viene definida por la relación entre la cantidad de bienes y servicios producidos y la cantidad de recursos utilizados, en salud podemos entenderla como un buen servicio asistencial, de buena calidad y a los menores costos posibles. Un elemento de la ECONOMÍA DE LA SALUD, por el que se valoran los objetivos de los profesionales sanitarios, difícil de medir y fácil de falsear.

PSICOLOGÍA MÉDICA. Disciplina que forma parte de la psicología clínica y que ayudará al profesional de la medicina a ver al paciente como un todo, como un ente biopsicosocial, puesto que tiene vida, alma o psique y se relaciona socialmente con otros individuos. Siendo el punto de partida la psicología (del griego *psyché*, alma, y *logos*, tratado), etimológicamente «ciencia del alma» y de hecho ciencia que estudia los fenómenos de la conducta, fundamentalmente humana, y los procesos mentales relacionados, para determinar sus condiciones y leyes, consideramos aquí su aplicación clínica en la actividad médica. (Relacionadas: HUMANIDADES MÉDICAS)

RELACIÓN MÉDICO-PACIENTE. Comunicación entre el terapeuta y el doliente. De la buena relación dependerá muchas veces el éxito del tratamiento, porque no sólo cura el remedio que se prescriba sino también la palabra. Puede ser decisivo lo que se le dice al enfermo y cómo («el buen decir»), idealmente en medio de una transferencia de emociones en la que impere la confianza. (Relacionadas: COMUNICACIÓN MÉDICA)

SECRETO MÉDICO. Específico secreto profesional, obligación y derecho del médico a guardar silencio sobre lo que le comunica el paciente. Un tema amplio, complejo y mal regulado en España. La Constitución Española, en su Art. 18, garantiza el derecho al honor, a la intimidad personal y familiar y a la propia imagen, y en cambio, en el Art. 20, reconoce y protege el derecho a comunicar o recibir libremente información veraz por cualquier medio de difusión (comprobamos a diario que los medios de comunicación airean enfermedades de los famosos). Somos así de contradictorios. (Relacionadas: BIOÉTICA MÉDICA, DERECHO SANITARIO)

SISTEMA DE REGISTRO. Estructura para la recogida, procesamiento, análisis y difusión de la información necesaria para organizar y hacer funcionar los servicios sanitarios, así como para la investigación y la docencia (definición de la OMS). Entre otros: historia clínica (el principal), enfermedades de declaración obligatoria, registro de actividad y registro de mortalidad. En este incomprensible mundo hay que registrarlo todo. (Relacionadas: HISTORIA CLÍNICA)

SOCIOLOGÍA DE LA SALUD. También llamada SOCIOLOGÍA MÉDICA, es la ciencia que estudia la implicación de los grupos sociales en el comportamiento de los individuos respecto a la salud y la enfermedad. Entendiendo el significado de la Sociología (rama del conocimiento que hace de las relaciones humanas su objeto), una de las ciencias sociales, llevada al campo de la salud no cuesta desentrañar su fundamento y deducir su aplicación. A veces pueden confundirse sus límites con los de la Antropología médica. (Relacionadas: ANTROPOLOGÍA MÉDICA, HUMANIDADES MÉDICAS)

TEORÍA Y MÉTODO DE LA MEDICINA. Disciplina que incluye la información, la documentación y la terminología médicas. Instruye en la relación con el paciente, en la consideración del individuo como ser humano, en la procura de la calidad de vida del enfermo y en el afrontamiento de la muerte. Instruye en el manejo de la documentación y en el análisis de la literatura científica, proporcionando asimismo las pautas del método científico. (Relacionadas: HUMANIDADES MÉDICAS)